免疫力
UP

自律神経
を整える

基礎代謝
が高まる!

消化力【しょうかりょく】

ハタイクリニック院長
西脇俊二

ワニブックス

免疫力UP、自律神経を整える、基礎代謝が高まる!

「消化力」

はじめに

「休んでも疲れが取れず、すっきりしない」
「慢性的な胃痛・胸やけに悩まされている」
「さまざまなダイエット法に飛び付いては、挫折を繰り返している」
「肩こりがつらくて、マッサージに通ってばかり」
「なんとなく気分がすぐれず、うつ気味である」

このようなお悩みを抱えている方は、多いもの。
しかし**「消化力」を高めれば、これらの症状は劇的に改善、解消**します。

残念なことに、消化力が低下している現代人が増えています。「消化力の低下」と聞くと、胃腸にまつわるトラブルを思い浮かべる方も多いことでしょう。しかし、問題はそれだけに限りません。

消化力の低下は、実は心身のあらゆる不調の原因です。

たとえば「肩こり」のように、**「消化」とはまったく関係がないように思える多くの症状でさえ、消化力の低下が引き金になっています。**

まず、「食べることの消化力」が落ちると、必要なホルモンが適切につくられず、自律神経のバランスが崩れ、免疫力が弱まります。また脳内のホルモンや神経伝達物質がうまく供給されず、脳の血流が悪化します。そんな状態で、仕事や勉強で十分な成果を上げられるわけがありません。ストレスにも常に悩まされるはずです。

さまざまな依存症にも陥ることでしょう。何かに依存している人は、本当に多いものです。タバコやお酒といったわかりやすいものから、過食、浪費まで……。

「何かをやめられない」「何かに頼らずにはいられない」という状態は、消化力をさらに弱め、「負のスパイラル」を招くだけ。今すぐ手を打たなければ、大病になってしまいます。

けれども「消化力」の存在に気付き、意識して高めていくことができれば、体や心のささいな不調は一気に吹き飛びます。

つまり、**「なんとなく気分がすぐれない」「うつ気味である」などというはっきりとした診断の付かない状態は、消化力不足が原因**なのです！

本書で紹介する、「簡単だけれども9割の人が実行していない方法」で消化力を高めれば、体も心もみるみる健康になります。その結果、**人生が劇的に変わり、幸せになる**ことは間違いありません。

本書では、消化力を高めるための考え方や、すぐに実践できるノウハウをご紹介します。これは精神科医の私が、西洋医学の考え方に加え、中国の漢方医学やインド古来の伝統医学であるアーユルヴェーダの知恵を学び、たどりついたものです。

もし、病気や体調の異変に気付いたら、体のみならず、心や暮らし、人生観まで見直すべきなのです。そして、その場しのぎの対症療法に頼るのではなく、まずは食事や入浴といった生活習慣の改善から、消化力を上げていくとよいでしょう。

消化力が上がれば、アトピーの改善やダイエットの効果も望めます。そして**高い消化力を保つことができれば「未病」（病気に向かいつつある状態のこと）も遠ざけられる**のです。「消化力」を高めることで、あなたの人生はガラリと変わります。

もちろん、目標達成や夢の実現にも、早く近づきます。

消化力の大切さに気付かずに生きるなんて、心身に負荷をかけ続けるだけ。いわば「人生の回り道」で、本当にもったいないことなのです。

あなたの毎日がより快適になり、人生が劇的にチェンジすることを、心から願っています。

西脇俊二

目次

免疫力UP、自律神経を整える、基礎代謝が高まる！

消化力

はじめに……3

第1章 消化力の改善で、みるみる治る! 15

がんにも関係する、消化力の正体とは?……16
「断糖」を取り入れれば、**糖尿病や高血圧の数値が劇的によくなる**……18
心にも働きかけることで、**アトピー、リウマチなどの自己免疫性疾患が治る**……20
脳をだませば、**ダイエットに成功してリバウンドとも無縁になる**……22
原因を見つめれば、**肩こりや腰痛に悩まされない**……24
自己重要感を高めれば、**過食症などあらゆる依存症から抜け出せる**……26
潜在意識を活用して、**風邪などの感染症を寄せ付けない体になる**……28
運動をすれば、**「冷え症」ともさよならできる**……30
食と運動を制すれば、**つらい更年期を乗り越えられる**……32

「**妊活**」を通して、消化力の低下が解消できる……34
体を温めることで、**うつ病からうまく抜け出す**……36
認知症を予防・改善できる献立とは……38
毎日少しずつの「時間の投資」で、**金運・仕事運・家族運・交際運が上がる！**……40

第2章 消化力が、必ずアップする食事法 43

消化力を高める食べ方、低下させる食べ方……44
消化力を上げる一番の早道は「断糖」……46
白湯を飲む人ほど、健康になれる……50
お茶での水分補給、実は「タブー」だった！……52
北国の食事が教えてくれること……54
スーパー食材「ショウガ」の力を、倍増させるコツ……56
食材は、作り手の顔が見えるものがベスト……58

「コンビニごはん」の理想とは？……60
消化力がピンチのときには、「週末プチ断食」を……62
デトックス食材の優等生、「繊維」を味方に付ける方法……64
「食べることが生きがい」でも、かまわない……66
スイーツやジャンクフードは、麻薬と同じ……68
「スイーツ中毒」のあなたへ……70
コンビニ弁当が、「実は体にいい」って本当？……72

第3章 生活習慣を変えれば、消化力は上げられる

75

〈朝におすすめの6つの習慣〉

布団から出る前の1分間で、その日の消化力が決まる！……76
消化力どころか運気も上がる、10秒の習慣……78

5分間こするだけで、ダイエットにも効く!?……80
あの呼吸法より、消化力アップに効く！「西脇式呼吸法」……82
消化力を上げる入浴法で「デトックス」&「低体温の解消」を！……86
まるで「効能のデパート」、やらなきゃ損するマッサージ法とは？……88

〈お休み前におすすめの3つの習慣〉

すぐに入眠できるリラックス法……92
操れないはずの自律神経を手玉にとる方法……94
入眠儀式にもってこい、「にっこりスマイル練習」……98

〈消化力もツキもアップさせる8つの習慣〉

月の満ち欠けを味方につけて、快適に過ごそう……100
気圧の変化に負けない、耳マッサージとは……102
年を重ねたら、粋な野の花を目標に……104
機嫌が悪い人は、人生において大損をしている……106

おしゃれな人ほど消化力が高い……108
「ブランド好き」の人ほど消化力が高い？……110
金欠のときほど、数百円のおつりをチップにする……112
環境から消化力を高めていく手っ取り早い方法とは？……114

〈情報の消化力を下げない４つの習慣〉

「情報の垂れ流し」が、皮肉にもあなたを「おバカ」にしている……116
スマホやケータイで、あなたの心がむしばまれていく……118
レストランで、料理写真を撮っている人は「病んでいる」？……120
本を読まない人ほど、孤独死の確率は高まる！……122

第４章 心を変えると、体のトラブルも消える 125

消化力を上げれば、直感力も上がる……126

「常識人」ほど、夢の消化力は低いまま……128
「頑張らない人」は、消化力ダウンで早死にする!?……130
10万円を落として「感謝できる人」「悲観する人」……132
「できないこと」をムリすると、消化力が落ちる!……134
消化力アップで、引きこもりを脱却した青年の話……136
消化力を上げると、最高の死に方を迎えられる……138

第5章 その人間関係が、あなたの消化力をむしばんでいる!

141
モテない人は、やっぱり消化力が落ちていた!……142
グチっぽい人は、あなたの消化力をダウンさせる伏兵!……144
相手の言動に一喜一憂するのは、感情のムダづかい……146
「人への期待」がストレスのもと……148
〝ブラック〟な働き方を、〝ホワイト〟へ転換する方法……150

第6章

消化力を上げれば、人生の夢も叶えられる

153

消化力を高めて、自分の人生の「社長」になろう……154
目が「キラキラ輝いている人」「死んでいる人」の違いとは？……158
「ロールスロイスで、ラーメンを食べに行くのが日課」という人は幸せか？……160
何事も、「溜めないこと」が大事……162
潜在意識を使えば、どんな夢も叶えられる……164
恥ずかしいくらいのビッグタイトルを自分に授けよう……166
「右から左へ受け流せる人」ほど、夢を叶えられる！……168
朝の集中タイムを、午後以降も持続させるコツ……170
「見た目」「言葉」を制すれば、夢も実現する……172

第1章

消化力の改善で、みるみる治る！

がんにも関係する、消化力の正体とは？

はじめに、「消化力」についてわかりやすく説明しておきましょう。

「消化力が低いと、すべての体調不良や病気のおおもとの原因となる」

つまり消化力こそが、あなたの健康を左右するカギなのです。

西洋医学では、「消化」とは消化器官（胃腸）の役割とされています。胃痛や胃もたれ、下痢や便秘などは、胃腸の薬で治すというのが西洋医学的な考え方です。

一方、私のクリニックでは、「消化」を「消化・吸収・代謝」という一連の流れでとらえています。つまり、消化力が弱まると、「食べ物をきちんと消化・吸収・

代謝しきれない」ということになります。消化しきれなかった物は、体によくない状態で蓄積していき、病気のもととなります。たとえて言えば、宿便のイメージです（「宿便が溜まる部分には大腸がんができやすい」とも言われています）。

消化力が弱まると、体のあちこちに不調が現れます。体に必要なホルモンなどがうまく生成されず、自律神経のバランスも崩れてしまうからです。

免疫力の低下も、消化力ダウンによる恐ろしい影響の一つ。**免疫力が下がると、がん細胞が作られやすくなってしまいます。**消化力低下の結果、低体温・低酸素状態になるとさらにがんになりやすくなります。

もちろん、がんに限らず「なんだか調子が悪い」といった身近な悩みは、消化力不足が原因です。本書に出てくる解決策を実践すれば、あらゆるトラブルは簡単にスッキリ。「同時に複数の効果があった」という声もいただいています。

「消化力を高めること」は、人生までも好転させる、一挙両得の健康法にほかなりません。あなたも、一日も早く試してください。

「断糖」を取り入れれば、糖尿病や高血圧の数値が劇的によくなる

中高年の多くが悩む糖尿病（※以下、すべてⅡ型糖尿病を指す）や、高血圧の問題は深刻です。糖尿病と高血圧に、大きく共通していることがあります。それは、消化力のアップもさることながら、「今の食事も、変えるべき！」ということ。

おすすめしたいのは「断糖《だんとう》」という考え方です（46ページ参照）。

「断糖」は炭水化物を摂らない健康法の第一人者である崇光クリニックの荒木《あらき》裕《ゆたか》先生から受けた教えです。ここ数年、日本では糖質制限による食事法が広まってきていますが、荒木先生は約20年前から糖質制限の重要さを唱えてきました。

「断糖」に真剣に取り組んだ場合、**高血圧は2週間～1カ月で、糖尿病は2週間で**

99%治ります。

「断糖」とは、「糖質を〝断つ〟」こと。「美容」目的のダイエットではなく、「治療」が目的である場合、流行の「糖質制限」というレベルではなく、徹底して糖質を断ってみてください（患者のAさんは、1日の糖質の摂取量を2gまで落とし、ビタミンC点滴も併用してがんが消えました）。

意外に聞こえるかもしれませんが、大事なことをお伝えしましょう。**実は、糖尿病と高血圧が起こる原理は同じ、糖質の摂り過ぎ**です。

糖尿病の原因が、血糖値を上げる糖質（炭水化物）の摂り過ぎであることは、容易に理解いただけるでしょう。高血圧も、同じこと。糖の摂り過ぎで体脂肪が増え、塩分の排泄機能が阻害され、高血圧が引き起こされます。また糖の摂り過ぎで高インスリン状態になると、興奮して交感神経が優位になり、おのずと高血圧になってしまうのです。さあ、今日から断糖を始めましょう！

心にも働きかけることで、アトピー、リウマチなどの自己免疫性疾患が治る

難しい言葉ですが「自己免疫性疾患《じこめんえきせいしっかん》」という病気のくくり方があります。

「免疫」とは、外からきた細菌やウイルスなどの異物を排除するように作用しています。しかし免疫に何らかの異常があると、自分の体や組織を異物のように認識して自己抗体やリンパ球を作り、自分の体を攻撃してしまうことがあるのです。

これらの疾患は、「免疫の情報の消化力」の低下によるものと定義できます。

・自分の免疫が皮膚を攻撃した場合→**アトピー**
・自分の免疫が気管支系を攻撃した場合→**ぜんそく**

・自分の免疫が関節を攻撃した場合→**リウマチ**
・自分の免疫が大腸を攻撃した場合→**潰瘍《かいよう》性大腸炎**
・自分の免疫が甲状腺を攻撃した場合→**甲状腺の不調**（甲状腺機能亢進症や低下症など）

「免疫の情報の消化力」を上げるには、ストレスや睡眠不足、運動不足などの要因を取り除いておくことが大切です。

また、糖質を摂ることによって、自律神経は乱されます。**免疫力が最大に発揮されるのは副交感神経が優位のとき**ですから、断糖することで大きな要因は取り除かれることになります。

特にお悩みの多いアトピーとリウマチは、心の状態を大きく反映しやすいことで共通しています。そのため、心の治療と体の治療を、同時に進行させることもあります。これらも、あとでご紹介する入浴法などの実践で、必ず改善します（86ページ参照）。

脳をだませば、ダイエットに成功してリバウンドとも無縁になる

世の中にはダイエットにまつわる情報が蔓延《まんえん》しています。情報の消化力が落ちていると、目新しいダイエット法に次々と踊らされるだけで、永遠によい結果は出せません。ダイエットの原理原則を正しく身に付けましょう。

ダイエットの目的は、「体重」を減らすことではなく、「体脂肪」を落とすこと。おすすめしたいのは「断糖ダイエット」です。根強く浸透している「カロリーダイエット」の考え方は忘れて、動物性タンパク質を摂取してください。

つまり、**良質の肉は「最高のダイエット食」**。「お肉が食べられない」という人は、基本的に「消化力が弱っている状態」と言えます。

【断糖ダイエット3カ条】

①　糖質をカットする
②　動物性タンパク質（青魚・赤身肉など）を摂って筋トレをする
③　有酸素運動をする

「潜在意識」を利用することも必須です。「やせないと病気になる」「炭水化物が皮下脂肪の原因」など、**「やせなかったときのデメリット」を頭に何度もインプットしましょう。**そして、まずは3日「断糖」して、体が軽くなる「プチ成功体験」を味わってください。

「何をやってもやせられない」などの思い込みは、深層心理であなたをどんどんネガティブにします。それでは「夢の消化力」が限りなく低下してしまいます。

ダイエットで「プチ成功体験」を積むことで、大きな夢も叶いやすくなりますよ。

原因を見つめれば、肩こりや腰痛に悩まされない

肩こりや腰痛といった、「消化」とはまるで無関係に思える症状も、消化力を上げることで解決します。まずは、痛みが起こるメカニズムから見ていきましょう。

「肩こり」の場合。筋肉が緊張してふくらんでいる状態が続くため、痛みが起こります。肩こりにおさらばしたいなら、「緊張していること」に気付いて、緊張を逃がすべきなのです。そのためには「緊張の理由」を解決する必要があります。

働く時間の長さや、作業をしているときの姿勢。ひいては「わかっていながら、なぜそんな姿勢になってしまうのか?」という心理的な理由などです。

「腰痛」の場合。ヘルニアや骨粗鬆症《こつそしょうしょう》など、物理的な原因があることもあります。しかしかなりの割合で、心理的な緊張が痛みの大きな原因になっています。

肩こりと同じく「緊張の理由」の解決が必須になってきます。

このように、**肩こりも腰痛も、自分を見つめ直し、心のあり方から改善しなければなりません。**つまり自分を「チェンジ」する必要があるのですが、それには多大なエネルギーが必要です。しかし消化力が落ちていては、至難のワザ。まずは手軽な白湯《さゆ》の習慣（50ページ参照）や、睡眠の改善などで、消化力を高めてください。巷《ちまた》では「○秒で治る」などとうたわれた肩こりや腰痛の本をよく見かけます。しかし「○秒」で治ったものは「○秒」でもとに戻るのです。「痛みを取る」という対症療法に目移りするのではなく、まずは緊張の理由に気付き、根本的な解決を目指していきましょう。「急がば回れ」です。

自己重要感を高めれば、過食症などあらゆる依存症から抜け出せる

体の消化力が下がっていると、さまざまなリスクにさらされやすくなります。病気にかかりやすいことはもちろん、あらゆる「依存症」に陥りやすくもなります。依存症にならない&抜け出す考え方を、身に付けましょう。

依存症としては、タバコやお酒、薬物などが有名です。「私は依存症とは無関係」という人もいるかもしれません。しかし、「ジャンクフードがやめられない」「衝動買いのクセがある」なども、れっきとした依存症です。

タバコやお酒、ジャンクフード、薬物を体内に取り入れる。もしくは買い物でお

金を使う。すると脳内物質が分泌されます。その快感が忘れられず、繰り返したくなるのが依存症なのです。これらの依存症にはさまざまな治療法がありますが、根本的な解決には、消化力を上げることがとても大切になります。

消化力を上げると、心身ともに充実し、「自分が本当にやりたいこと」に取り組めます。また前向きに行動することで、結果も出やすくなります。すると「自己重要感」（「自分が必要とされている」と感じること）が満たされるようになります。すると充実感でいっぱいになり「気持ちがよい」ので依存症とも無縁でいられます。反対に、消化力が低下して、心身ともに不調で、自己重要感が満たされない場合、安易に快楽を得ようとして、依存症に陥ってしまうというわけです。

消化力が低いばかりに、本来の自分の夢や理想とどんどんかけ離れていくなんて、残念な話ではありませんか。自分を見失わず、モチベーションを保つために、朝のマッサージ（88ページ参照）などで、消化力を上げていきましょう。

潜在意識を活用して、風邪などの感染症を寄せ付けない体になる

風邪にかからない方法があります。それは「潜在意識《せんざい》」（通常、人が意識していない意識）を使い、脳をコントロールする方法です。潜在意識を操るのはなかなか難しいもの。ですが、デジタルデトックス（118ページ参照）などで情報の消化力を上げれば直感が鋭くなり、潜在意識との付き合い方もうまくなります。

「潜在意識に、自分の願いを刻みこめば叶う」という法則を聞いたことはありませんか？　この法則は本当です。しかし、強く、決定的に刻みこむことが必要です。

たとえば、あなたは自分の性別を自分で「決める」ということはありませんよね。

なぜなら、それはすでに「決まっているから」です。それと同じくらいのレベルで、**迷いなく決めることが肝心**なのです。

私の知人で、おしゃれなK社長という男性がいます。一年中、ワイシャツの下に下着を着ていないので、理由を聞くと「伊達男《だておとこ》は薄着だから」と返されてしまいました（笑）。彼には「下着を着ない＝風邪をひく」という発想すらなかったのです。

私もK社長に感化されて、その真似を始めたところ、数カ月で慣れることができました。最初の頃は「下着を着ないと、風邪をひくのではないか」と心配で、風邪予防の葛根湯《かっこんとう》を飲んだりもしていたのですが、あるときバシっと決意してやめました。結局10年間ものあいだ、私は風邪をひいていません。

これは**「潜在意識」で決めたことには、「顕在《けんざい》意識」（明瞭に自覚されている意識）も従うという法則**のおかげです。

運動をすれば、「冷え症」ともさよならできる

「冷え症は温めればよい」と思っていませんか？　それだけでは冷え症の根本的な解決にはなりません。実は冷え症も、消化力をアップさせれば解決します。

「冷える」ということは、とくに手足などの末梢の「血流が悪い」という状態です。消化力を上げると、これらの問題は解決されます。

消化力を上げるためには、白湯を飲むなどといったことに加え、日々の運動が欠かせません。おすすめは①ストレッチ、②筋肉トレーニング（週2回）、③有酸素運動（週2回から毎日）の3つ。年代や体力に合わせて、実践してください。

ここでは有酸素運動の方法について、詳しく紹介します。なぜなら、**有酸素運動を3カ月**続けると、**「体脂肪が減る」**などのメリットに加え、**「手先や足先などの末梢の毛細血管が20倍以上に増える」**といううれしい効果があるからです。

つまり、**毛細血管が増えると、体中に温かい血液が運ばれやすくなるので、冷え症が改善する**というわけです。

①　脈拍数90で10分間歩いてウォーミングアップをする（※脈拍90がポイント）。

②　「有酸素運動ゾーンの脈拍数」で20分以上走る（最低30〜40分）。

③　そのまま10分間歩いて、乳酸を排出して筋肉痛を予防する。

脈拍の測定器を活用しましょう。「（220－年齢）×0・8」がその人に適した「有酸素運動ゾーンの脈拍数」の値です（例：52歳の場合は脈拍約130）。測定器なしで適当に走る場合、「うっすら汗をかいて息切れしない程度」が基準です。

食と運動を制すれば、つらい更年期を乗り越えられる

更年期障害による不定愁訴《ふていしゅうそ》で、お悩みの女性は多いことでしょう。

更年期のさまざまな不調を「避けられないトラブル」としてあきらめることはありません。いつもの生活を少し変えて消化力を上げれば、健やかに過ごせます。

そもそも更年期障害とは、**女性ホルモンの急激な減少に体がついていけず、神経の調節不良や心身の不調が起こりやすくなる状態**を指します。

わかりやすく言うと、自律神経のリズムが崩れ、必要なホルモンが作られにくくなっているために不調が起こるのです。

体として不安定な時期であることは確かですが、いずれの問題も消化力を上げれば、改善します。消化力を上げるためには、この場合二つの解決策があります。

一つ目は、運動をすること。

運動によって代謝がよくなれば、消化吸収の力も好転します。運動の方法については「冷え症」のところで述べたので、実践してみてください（31ページ参照）。

二つ目は、食事を見直すこと。

糖質（炭水化物）は「摂る」ことよりも「摂らない」もしくは「控える」ことが理想です。代わりに、タンパク質と脂質をしっかり摂ってください。なぜなら、**それらしかホルモン生成の原料にはなれないから**です。

あとは漢方薬を試してみるのも手です。「加味逍遥散《かみしょうようさん》」などがおすすめ。体質との相性もあるので、医師と相談して処方してもらいましょう。

「妊活」を通して、消化力の低下が解消できる

「不妊」とは、「消化力が低下したカップル」がたどりつく、当然の状態と言えます。不妊には、男女の年齢などさまざまな条件が関係しますが、「半分以上は男性の問題」とも言われます。解決策を見ていきましょう。

日本人男性の平均的な射精時の精液の量は、1回当たり2～5cc。たったこれだけの精液を作るために、膨大なエネルギーが使われます。射精は健康体にとっては正常な機能ですが、体に予想外の負荷をかけていることを忘れてはなりません。もし消化力が弱っていたとしたら、たとえ「無精子症」に

なっていたとしてもおかしくはないでしょう。

また「ＥＤ」（勃起不全、勃起障害）で、性行為から遠ざかっている人が増えています。うつ病や神経症の人、「職場に行くのがつらい」などというお悩みがある人は、性行為どころではありませんね。もちろん女性だって、何かと忙しかったりで、「そんな気分にすらなれない」という人は珍しくありません。

男女ともに消化力を上げれば、子どもはおのずとできやすくなります。

また、ピンポイント情報になりますが、香辛料の「ナツメグ」は精子の量を増やし、精液の分泌を促してくれます。ハンバーグを意識的に食べてみてください。反対に控えてほしいのは「香菜」（パクチー・シャンツァイ・コリアンダー）です。

不妊治療の効果が期待できるサプリメントの一つとして、「インドの朝鮮人参」と称されるハーブ「アシュワガンダ」があります。しかし、まずは**運動などで体の全体的な調子を整え、消化力をアップさせること**を意識していきましょう。

体を温めることで、うつ病からうまく抜け出す

近年、「うつ病」、その手前の症状である「適応障害」や「抑うつ神経症」の人が増えています。これらの症状は、すべて消化力が低下していることの表れです（※ここでは便宜上、「うつ病」と総称します）。診断を受け、病名が付いた方には適切な治療が必要ですが、症状改善を加速させてくれる考え方を紹介します。

うつ病の人は、体の芯から冷えていることが多いものです。「体が冷えている」ということは、当然「体の消化力」が落ちています。

また、他人とのコミュニケーションも億劫《おっくう》だったり、スムーズにはいかないわけ

ですから、「情報の消化力」も落ちています。

このようなときには、白湯を飲んだり（50ページ参照）、マッサージをしたり（88ページ参照）、また、汗が出るくらいの半身浴、約20分以上の入浴が有効です。

うつ病の人は、熱いお湯でも、なかなか汗が出てこないもの。それは体が冷え切って、体が温まりにくくなっているからです。発汗できるようになることが理想です。体を温めると、心身ともにすっきりできます。

これは、うつ病ではなく、健康な人でも同じこと。心に疲れを感じたとき、なかなか前向きな気分になれないときは、ぜひお風呂で汗をかいてみてください。

「心身一如《しんしんいちにょ》」という仏教の言葉があります。「肉体と精神は、表裏一体で切り離せない」という意味です。体を温めて「体の消化力」を上げることで、心も温まり「情報の消化力」も上げられます。そうすれば、新たな一歩を踏み出せるはずです。

認知症を予防・改善できる献立とは

生活習慣病に次いで、中高年にとっては大きな脅威となる認知症。消化力を上げることで、予防・改善することができます。その方法を見ていきましょう。

消化力を上げるために控えたいのは、アルコールの過剰摂取と喫煙習慣です。そして心がけたいのは、適度な運動（特に有酸素運動）、社会的な関わりの充実、さまざまなレジャー、活動的な生活です。

これらを実践すれば、消化力は改善されるはずですが、「食で認知症を予防する方法」もお話ししておきます。日々のメニューの選び方が、健康を左右します。

積極的に摂りたいのは、「カレー」です。

香辛料のウコン（ターメリック）は、認知症予防に効くとされています。一般的な黄色いカレーには使用されているので、意識して摂るのがよいでしょう。

ウコンには、ポリフェノールの一つである「クルクミン」が含まれています。クルクミンの抗酸化作用に、認知症を予防する効果があるのです。

反対に、控えたいのは「甘辛味のメニュー」です。

たとえば鶏肉（タンパク質）をみりん（糖）やしょう油とともに焼く「照り焼き」や、牛肉（タンパク質）と砂糖（糖）などを合わせる「すき焼き」など。その理由は、**タンパク質と糖が加熱されると「AGEs」（Advanced Glycation End Products＝終末糖化物質）という老化物質が生成されるから**です。ＡＧＥｓは、**「アルツハイマー発症を招く」**と考えられています。

日本人にとっては慣れ親しんだ味かもしれませんが、見直してみてください。

毎日少しずつの「時間の投資」で、金運・仕事運・家族運・交際運が上がる！

消化力を上げることで、あらゆる運気も連動して上がります。その仕組みを考えてみましょう。

消化力を上げると、体の不調が消え、活発に動けるようになり、頭も冴えわたります。仕事運も上がり、それにつれて社会的地位や金運も当然上がります。すると、今まで手が回らなかったはずの「第Ⅱ領域」（緊急ではないが重要な領域・156ページの図参照）にかけられる時間が、一気に増えるのです。

時間が増えたら注力してほしい「第Ⅱ領域」のテーマは、主に次の4つです。

「健康づくり」「学習」「人間関係のメンテナンス」「人間関係の新規開拓」。

これらは、一朝一夕に達成できることではありません。少しずつの努力を、長く継続させることにより、実らせることができるという質のものです。

子育てを例に挙げて考えてみましょう。人は、当たり前の心理として「長時間一緒に過ごす人を好きになる」ものです。長く一緒に過ごすということは、おのずと相手の自己重要感を満たすことに直結するからです。つまり、**子育てのコツは、親が子どもと少しでも長い時間、ともにいること**なのです。

とはいえ、自分が仲よくしたいすべての人と、長く一緒に過ごすというのは物理的に不可能。したがって「限られた時間の中で相手の自己重要感をどう満たすか」が問題になってきます（その具体策については150ページを参照ください）。

消化力が上がり、本当に大切な「第Ⅱ領域」のテーマに尽力できるようになれば、家族運も交際運も上昇して当然、むしろ上がらないわけがありませんね。

第2章
消化力が、必ずアップする食事法

消化力を高める食べ方、低下させる食べ方

この章では、食事から消化力をよくする方法を、ご提案していきます。

実はあなたの「食べ方」は、消化力を大きく左右しています。消化力を高いレベルで維持するために次のルールを守ってください。

一つ目は「睡眠前の3時間は、食べないこと」。

二つ目は「食事は〝空《す》きっ腹〟で食べること」、つまり「間食をしないこと」！

これはハードルが高いかもしれませんが、理由を知れば納得できるはずです。

消化力の観点から見ると、「間食をしないこと」は理想です。昔の人も「食の上

の食はしない」という言葉で、間食を戒めています。

たとえば12時に昼食を食べ、3時に間食をしたとします。**昼食の消化が中途半端なところに、間食により新たな食べ物が加わると、昼食で食べた食べ物が胃内に長く滞留して腐っていき、毒素を発生します。**

また「消化力が高い人でも、消化力には限界がある」ということを忘れないでください。

たとえて言えば、どんなに仕事の処理能力が高い人でも、休みなく業務を任されると、やがて疲れてしまうことでしょう。突然心身の病気になるかもしれません。それとまったく同じことです。

ともあれ、間食に依存している人は多いもの。

まずは**間食の量を減らすところから始めましょう。**それが、消化力を高められるかどうかの分かれ目です。

消化力を上げる一番の早道は「断糖」

ここでは「断糖」という考え方を、詳しくご紹介します。「初めて聞いた」という人にもわかりやすく説明してみましょう。

断糖とは、一切の糖質（炭水化物）をやめること。「果物はだめ」「野菜は食べなくてもよい」という考え方です（48ページの表参照）。断糖に加えて運動も行えば、消化力は高いレベルで維持されます。なぜなら「断糖メニュー」では消化力を維持するのに必要な栄養素が得られやすいから。糖質ばかりを摂取していては、そうはいきません。

私自身、断糖歴5年目ですが、スタートした最初の3カ月で17kgも痩せました。それ以降、風邪一つひかず健康を維持し、精力的に仕事に取り組めています。

断糖で摂るべき食材とは、平たく言うと、**血糖値を上げない食材**です。肉類（赤身肉がおすすめ）、魚介類、卵（1日3～4個でもOK）、豆腐など（49ページの表参照）。副原料なしのビールはOKです。

「糖を絶つなんて⁉」と驚く人がいるかもしれません。しかし、人間が糖を摂らなくても生きていけることは、イヌイットたちによって証明されています。彼らは氷雪地帯に暮らしているため、穀類や野菜や果物を食べていません。主食はクマやアザラシの肉だけ。しかしイヌイットたちは、虫歯はおろか、心筋梗塞や糖尿病、がんなどの大病をほとんど発症しなかったのです。

消化力を上げるためには、断糖から始めましょう。断糖を3日も続ければ、体重の低下や心身の小さな不調の改善など、明らかな変化を実感できるはずです。

食品100g中に含まれている糖の量

食品名	糖の量	食品名	糖の量
ご飯（精白）	36.8g	ショートケーキ	46.5g
もち	49.5g	ケーキドーナツ	59.1g
食パン	44.4g	きな粉（脱皮大豆）	16.1g
フランスパン	54.8g	はちみつ	79.7g
あんパン	47.5g	キャベツ	3.4g
うどん（ゆで）	20.8g	玉ネギ	7.2g
そうめん（ゆで）	24.9g	タケノコ（ゆで）	2.2g
中華麺（ゆで）	27.9g	ほうれん草	0.3g
スパゲッティ（ゆで）	26.9g	りょくとうもやし	1.3g
小麦胚芽	34.0g	カリフラワー（ゆで）	1.9g
緑豆はるさめ（乾）	80.9g	イチゴ	7.1g
ビーフン	79.0g	オレンジ	9.0g
ポテトチップス	50.5g	バナナ	21.4g
甘辛せんべい	85.7g	絹ごし豆腐	1.7g
あられ	82.9g	木綿豆腐	1.2g
どら焼き	55.4g	生湯葉	3.3g
カステラ	62.6g	さやいんげん（生）	2.7g
きび団子	73.2g	豆乳飲料	2.9g
ポップコーン	50.3g	納豆	5.4g

日本食品標準成分表2010より作成

100gから摂取できるタンパク質量

肉類	タンパク質(g)	魚介類	タンパク質(g)
牛すじ	28.3	マグロ(赤身)	26.4
牛ヒレ肉	21.3	カツオ	25.8
牛レバー	19.6	サケ	22.3
牛もも肉	19.5	タイ	21.7
牛肩肉	16.8	ブリ	21.4
牛サーロイン肉	16.5	サバ	20.7
牛タン	15.2	マグロ(とろ)	20.1
牛バラ肉	12.5	イワシ	19.8
豚ヒレ肉	22.8	カレイ	19.6
豚もも肉	20.5	サンマ	18.5
豚レバー	20.4	タラ	17.6
豚肩ロース肉	17.1	タコ(ゆで)	21.7
豚ロース肉	19.3	カニ(水煮缶詰)	20.6
豚バラ肉	14.2	エビ	18.4
鶏ささ身	23.0	イカ	18.1
鶏むね肉(皮なし)	22.3	ホタテ(水煮)	17.7
鶏むね肉(皮つき)	19.5	**豆類**	**タンパク質(g)**
鶏もも肉(皮なし)	18.8	もめん豆腐	6.6
鶏もも肉(皮つき)	16.2	絹ごし豆腐	4.9
鶏レバー	18.9	**その他**	**タンパク質(g)**
鶏手羽先	17.5	たまご	12.3

出典：日本食品標準成分表2010

白湯を飲む人ほど、健康になれる

ここでは「白湯《さゆ》」についてお話しします。白湯とは、先人たちの叡智《えいち》が詰まった、消化力をぐんと高めてくれる飲み物。利用しない手はありません。

白湯を飲むと内臓は温まって活性化し、消化機能が促進されます。血液の循環もよくなります。内臓温度が1度上がれば、基礎代謝は約10％も上がります。

中には「汗かきなので飲みたくない」という人がいますが、そういう人ほど体の中は冷えているもの。白湯は、体質を問わず、万人に有効な健康法です。

「夏に飲みたくない」という人もいますが、ちょっと待って。そもそも白湯とは、灼熱の国・インドで長らく親しまれてきた習慣です。エアコンが普及し、体が芯から冷え切っていることが多い夏場こそ、白湯が必要とも言えます。

そういえば私が子どもの頃は、祖父母たちが毎食後のお茶碗にお湯を入れて飲んでいる光景を、よく目にしたものです。これも「白湯」の一つの形ですね。

今思えば、この1日3度の白湯の習慣は、非常に理にかなっていたと感じます。

私の場合、1日に5回以上も白湯を飲むことがあります。とにかく「小まめに何度も飲むこと」が理想なので、その飲み方や温度について細かいことは申しません。「体温より高い温度であること」が、唯一の条件です。

言わずもがなですが、**キンキンに冷えた水を飲むのは、絶対にNG。**常温の水も体温より低いため、体を冷やすので避けたいところです。外出先には保温できる水筒を携帯するか、可能であれば職場などのポットをフル活用してください。

シンプルに、コップにお湯を注ぐだけでよいのですから。

お茶での水分補給、実は「タブー」だった！

白湯に次いで「お茶」について見ていきましょう。健康効果を期待して、常飲している人が多い、お茶。さまざまな効能がうたわれた商品を、次から次へと追いかける人は珍しくありませんが、そこにいくつかのリスクがひそんでいます。

「健康のために、カテキンいっぱいの緑茶をよく飲んでいます！」

年配の方に、こう言われることがあります。その度に私は複雑な気分になってしまいます。確かに、カテキンの効能は素晴らしい。でも、お茶に含まれる「渋み」の成分には、体を冷やして乾燥させる作用があり、過剰な摂取は望ましくありません。特に高齢の人には悪影響が顕著になります。ベネフィット（利益）とリスク（危険性）を天秤にかけた上で、私はお茶よりも白湯をおすすめしています。

高齢の人に限らず、皆さんに気を付けてほしいことがあります。それは、お茶の利尿作用についてです。カフェインが含まれているお茶には、すべて利尿作用があります。つまり、**水分補給のつもりで飲んでも、余計トイレに行きたくなり、「体内から水分がどんどん出ていく」という状態になってしまう**のです。

そんな状態が進めば、体の中は乾燥、脱水といった方向へまっしぐらに。

「どうしてもやめられない」という人は嗜好品として楽しみましょう。もしくは「カフェインフリー」「カフェインレス」「デカフェ」と表示のあるハーブティーなどを探してみるのもよいかもしれません。

また「のどが渇いた」と感じてからの水分摂取は、実は遅すぎます。目安としては、尿が黄色い場合は「遅い」ということ。こまめな「白湯習慣」が理想です。

北国の食事が教えてくれること

消化力を高めるには、体を温めることが基本です。そのためには、普段の食事を見直していきましょう。もちろん「白湯を飲むなど、体を温める習慣は続けている」という前提で、考えてみてくださいね。

体を温めるには、何より「冷たいものを飲食しすぎないこと」が大原則です。「冷たいものは体を冷やす」という理屈は、ご理解いただけるでしょう。

そして、注目してほしいのは、塩の重要性です。**塩には、消化力を上げる「陰の立役者」と呼べるほどのパワーがあります。**たとえば、昔ながらの「北国の食事」

を思い出してください。塩辛い献立が多い気がしませんか？　それは、体を温めてくれるから。先人たちの知恵は、理にかなっていたのです。

最近では、高血圧予防の観点から「減塩」がしきりと呼びかけられるようになりました。しかし、それは、精製加工された化学塩（精製塩）などの場合です。

血圧を上げにくい「岩塩」を使えばよいでしょう。「体を温める」という観点から見て最もよいですし、ミネラル分も豊富です。


食材ごとの話もしたいのですが、個人差が大きく、一概には言えません。

ただし、**「果物が体を冷やす」**という原則は、誰にも当てはまるので覚えておいてください。特に南国で採れる果物は、その傾向が強くなります。

北国で採れるリンゴは「比較的マシ」と言えるでしょう（「断糖」におすすめの食材ではありませんが、消化のよい食材です）。「バナナかリンゴか迷ったら、リンゴを選ぶ」。まずはそんなこだわりから、始めてみませんか。

スーパー食材「ショウガ」の力を、倍増させるコツ

ショウガは、漢方薬にも処方されるほど薬効が高いスーパー食材。「ジンジャーシロップ」など手軽な品もありますが、ぜひ丸ごと手に入れて活用しましょう。

ショウガは、その状態によって効能が異なります。どちらの効能も素晴らしいのですが、目的に応じて使い分けることが肝心です。

◆生のショウガ【生姜《しょうきょう》】

生の状態ですりおろしたり、スライスしたもの。

消化力を速効的に上げる効果がある。また「ジンゲロール」という強い殺菌力

を持つ成分を含む。

◆乾燥したショウガ【乾姜《かんきょう》】

表面の皮を取り、蒸して乾燥させたもの（ドライジンジャー）。自宅でも、1日天日干しすれば作ることができる。**体を温める効果がある。**胃腸を刺激して血流をよくし、体の深部の熱を作る「ショウガオール」という成分を含む。

つまり、**消化力を速く上げたい場合には、生のショウガを活用すること**です。しぼり汁を、汁物や飲み物に混ぜるとよいでしょう。

また、薄くスライスした生ショウガの上に岩塩を載せ、レモン汁を垂らして食べるのもおすすめです。ただし、「消化力を上げたいから」といって、摂り過ぎはよくありません。1日の摂取量の目安は約10g。おろした状態であれば小さじ1、スライスの場合は6枚程度に留めましょう。

食材は、作り手の顔が見えるものがベスト

今の時代、少し贅沢《ぜいたく》に聞こえるかもしれませんが、大事なことを提案したいと思います。それは「作り手の顔が見えるものを食べよう」ということです。

働き盛りの年代の場合、「毎食、コンビニや外食のお世話になっている」という人も多いでしょう。しかし、「休日などはできるだけ自炊してほしい」「お惣菜やインスタント食品、冷凍食品などに頼らないでほしい」と思います。

なぜなら食べ物は、体にとって大切な「情報」の一つ。**口から入った食べ物は、間違いなく「あなた自身」になります。**だから意識して、少しでも良質のものを選

ぶべきなのです。素材も吟味してください。生鮮食品であれば、産地や農協名が明示されているなど、生産者の情報が伝わってくるものが安心です。

よい食べ物と、そうでない食べ物。その違いはどこにあるのでしょう？

たとえばお酒だと、違いを実感しやすいかもしれません。同じ量を飲んでも、価格が高いお酒は「なぜか翌日に残らない」、そんな経験をしたことはありませんか。その理由の一つに、添加物の量の差が挙げられます。せめて、**食品表示を見るクセを付けて、良質のもの（添加物などが少ないもの）を選んでいきましょう。**

「時間はお金で買える」（ドイツのことわざ）にならって言うならば、「食の安全はお金で買える」。消化力が下がっている患者さんたちに接して、病気の原因に思いを巡らせるとき、私はそう感じずにはおれないのです。「すべての食品をオーガニックに！」なんて言いません。でも、あなたの消化力アップのために、「エンゲル係数」（消費支出に占める飲食費の割合）を、少し上げてみませんか？

「コンビニごはん」の理想とは？

「食事は、なるべく自炊。外食をするなら、きちんとしたお店で」というのが、理想です。しかしお仕事の都合で、手近なコンビニエンスストア（以下コンビニ）などを利用せざるをえない人も多いでしょう。

コンビニで何を選べばよいのか。ここでは、基本的な考え方を提案します。

コンビニの商品を選ぶときの基準は、**「冷たいもの」ではなく、「温かいもの」、せめて「常温のもの」を選ぶこと**です。たとえば「冷やし中華」「冷やしうどん」「冷製パスタ」などの冷製めんは、体を冷やすため、消化力を一気に低下させます。食欲が落ちる暑い時期に人気のメニューのようですが、冷たいもので消化力を低下させては、一段と食欲もなくなり、体調を崩してしまいます。

冷たいものを食べたい場合、温かい飲み物を一緒に飲んでください（常温の水も、体にとっては「冷たい」ので、温かい飲み物の代わりにはなりません）。

「温かいものを選べばよいのなら、電子レンジでお弁当を温めればよいのでは？」そんな声も聞こえてきそうですね。ただし電子レンジが及ぼす食材への影響などを考えると、私はおすすめしていません。

もっともよいのは、缶詰めの商品です。缶詰めは「詰めてから加熱殺菌する」という製法の特質上、添加物がゼロに近いからです。おつまみのコーナーの付近など、よく探してみてください。ツナ缶や魚の水煮類などはどうでしょう。

私は以前、イカ飯やムール貝の缶詰め（スペイン製）を食べたことがありますが、美味でした。よい商品があれば、職場のデスクにストックしておきましょう。

消化力がピンチのときには、「週末プチ断食」を

どんなに健康な人でも、心身の調子に波はあるものです。

「なんだか気分がすぐれなくて、食欲もない」

そんなときにおすすめしたい「プチ断食」の方法をご紹介します。


食事は人間の活動に欠かせませんが、食べたくないときに食べる必要はありません。**体が受け付けないときに食べても、きちんとした消化はできない**からです。

たとえば肉を食べた場合、アミノ酸まで分解されてはじめて、体内で利用することができます。**消化力が低ければ、アミノ酸まで分解できず、未消化物となって毒**

素を発生させ、体機能を低下させることになります。とはいえ、食べない時期が続くのはよくありません。そんなときはお粥《かゆ》は非常に消化によいので、おすすめです。

【1日目】

朝食…重湯／昼食…三分粥《さんぶがゆ》／夜食…五分粥《ごぶがゆ》。

【2日目】

朝食…七分粥《しちぶがゆ》／昼食…全粥《ぜんがゆ》／夜食…豆粥《まめがゆ》

※プチ断食中は、3食の直前にドライジンジャー（小さじ1）を白湯に溶かして飲みます。

【翌日以降の回復食】ヒマシ油5～10cc、牛乳を飲む。

このプチ断食のポイントは、お粥を段階的に「重く」していくことです。ただしお粥ですから、糖質がメイン。「断糖」（46ページ）の考え方とは180度違います。あくまで消化力が「非常事態」のときのメニューです。

デトックス食材の優等生、「繊維」を味方に付ける方法

消化力を適切に働かせるためには、老廃物など「体に悪いもの」を排出しておくこと（デトックス）が欠かせません。

デトックスには、二つの方法が考えられます。一つ目は入浴などによる「発汗」、二つ目は「食事による排便」です。

入浴による発汗については86ページを参照いただくとして、ここではデトックス食材として知られる食物繊維について、詳しく見てみましょう。なぜなら、その摂取について、誤解されていることが多いからです。

食物繊維は、水への溶けやすさによって、次の2種類に大別されます。

◆水溶性食物繊維――便を柔らかくする――

【水分保持能力が高い。老廃物をきれいに吸着して、体外への排出を促す】

海藻類、コンニャク、寒天などから摂取できる。

（※「断糖」実践中でなければ、麦類、サトイモ、野菜類、果物なども）

◆不溶性食物繊維――便を硬くする――

【腸を活発化する。消化管内で水分をかかえ込み容積を増やし、便通を促す】

キノコ類、ふすま粉使用の製品などから摂取できる。

（※「断糖」実践中でなければ、玄米、豆類なども）

量の目安として「水溶性食物繊維：不溶性食物繊維＝1：2」という比率を心がけてください。**「とにかく食物繊維を摂らなければ」という思いから不溶性食物繊維ばかりを摂取し、便秘に至るケースが多い**のです。気を付けてくださいね。

「食べることが生きがい」でも、かまわない

食べることは人生の楽しみの一つ。私だって、おいしい食べ物を好きな仲間と楽しむことは、人生の醍醐味だと感じます。

食を楽しむ「快楽主義」を否定するわけではありません。しかし、食においての「刹那主義」がよくないのです。

たとえば「キンキンに冷えた炭酸飲料が好き」という人は多いものです。「炭酸飲料が、ゴクゴクとのどを通り過ぎていく瞬間が気持ちよい」という声を聞いたことがありますが、これこそ刹那主義の最たるもの。たった数秒間、せいぜい

数十秒間の気持ちよさでしかないはずです。食道を通って胃腸に入った炭酸飲料は、その後体を冷やし、消化力を低下させ、デメリットをもたらすだけです。

人間の体が、1日のうちで何に一番エネルギーを使っているかご存じですか？実は**「消化」にまつわる活動に、最もエネルギーを割く**と言われています。

だから、消化によい食べ物を選んだり、食べる量を適切な量に留めることで、体への負担を減らすことができます。

「食事がのどを通る瞬間だけおいしければ、それでよい」

そんな刹那主義から脱却してこそ、消化力を高めることになります。

さらに言えば「食べること以外の楽しみ」が多い人のほうが、食べすぎないもの。

たとえば「音楽を聴く」などの受け身的な楽しみでも構いません。**食以外の楽しみを、一つずつ増やしていきましょう**（最も体によいのは運動です）。

それは、あなたの人生を幅広く、豊かにしていくことにもなりますよ。

スイーツやジャンクフードは、麻薬と同じ

「今日はすごく頑張ったから、ご褒美のスイーツを食べよう」

「疲れたから、ジャンクフードを食べよう」

あなたはこんな〝大義名分〟で、スイーツやジャンクフードに手を伸ばしてはいませんか？　「疲れていると、炭水化物を摂りたくなる」という欲求は、実は脳のメカニズムと密接な関係があります。


スイーツは、「糖質の塊」です。人間の脳は、糖質を摂った直後はβ《ベータ》エンドルフィンという脳内麻薬が分泌され、気持ちが落ち着き、リラックスして、確かに「疲

れが取れる」という感覚を味わえるのです。

一方、ジャンクフードはさらにパワーアップして、「糖質と脂質の塊」です。糖質と脂質を同時に摂ると、βエンドルフィンの分泌量は一段と増えます。

平たく言うと、**糖質を摂ると、一時的に気持ちよくなる**わけです（ストレスの緩和）。私はこの現象を「偽りの快感」と呼んでいます。

あなたは、このような事実を〝知識〟として持っていることが大切です。

不健康な食事で「偽りの快感」を得るくらいなら、体によいことをして、脳内を「本物の快感」で満たしませんか？ 糖質の摂取以外でも、βエンドルフィンは分泌されます。たとえばジョギングなどです。

エネルギーとして消化されずに余った糖質は、肝臓で中性脂肪に変換され、皮下脂肪、内臓脂肪、筋肉内脂肪になり、体内に蓄積されていきます。

つまり、糖質の摂り過ぎは肥満にも直結します。「偽りの快感」中毒の人は、まずはそこから抜け出しましょう。それだけでも消化力はぐんとアップします。

「スイーツ中毒」のあなたへ

スイーツをやめられない人は多いものです。糖質を求めるのは、ストレスを緩和しようとしてのことですから（69ページ参照）、心を見つめ直して、ストレスの原因を断ち切ることも大切になってきます。心の動きに注目しつつ、スイーツを「体によいものに切り替える」「減らす」方法について考えていきましょう。

コンビニでスイーツを買うときは、高カロリーの和洋菓子ではなく、茎ワカメ、梅干し、干しいも、干し魚など〝昔ながらのおやつ〟を選んでみましょう。「寒天ゼリー」などもよいですね。余裕があれば、寒天ゼリーを手作りしてみましょう。

寒天ゼリーは寒天、レモン汁、「ラカントS®」があれば作れます。「ラカントS®」は「羅漢果《らかんか》」の高純度エキスと、ワインやキノコなどに含まれる甘味成分「エリスリトール」から作られた、植物由来の自然派甘味料。**カロリーゼロで、血糖値を上げることもありません。**

中には「大事な仕事の前に、チョコレートを食べたくなる」という人もいます。それは**「以前、チョコレートを食べたときにはうまくいった」という成功体験の記憶から、その習慣を反復したくなる「儀式行為」**でしょう。それを「おやめなさい」というのは、少し酷な話かもしれません。しかし、健康のためには「せめてチョコレートの量を減らすこと」を提案したいと思います。

チョコレートの量を減らすには、チョコレートをグレードアップさせること。「1枚で約100円の板チョコレート」ではなく、「たった3センチ四方で、数百円の高級チョコレート」に切り替えると、食べる量はおのずと抑えられますよ。

コンビニ弁当が、「実は体にいい」って本当？

私の師匠である代替医療の大家・S先生が、こんな言葉を教えてくれました。

「コンビニ弁当だって、感謝をして食べれば栄養になる」

これは至言ではないでしょうか（とはいえ、S先生が実際にコンビニ弁当を食べているのを見たことはありませんが……）。

この章の最後では、少し気がラクになるお話をしてみたいと思います。

S先生は、厳格なベジタリアンの家庭に育った、生まれついての〝健康エリート〟。

しかしそんなS先生でも、「体によい」とは決して言えない炭酸栄養ドリンク（糖類や香料などが使用されているもの）を、ごくまれに飲んでいると打ち明けてくれたことがあります。**「常に完全であること」にこだわりすぎるのは、ストレスになるの**かもしれませんね。

人にはさまざまな事情があります。仕事を持つ人なら、なおさらです。

もしあなたが、「体に悪そうなもの」を食べざるをえなくなったら。**「こんなものを食べるなんて」と罪悪感を覚えるのではなく、感謝をしながら食べるようにしましょう。**次の食事から、軌道修正をすればよいのです。

反対に、どんなに「体によさそうなもの」を食卓に並べていたとしても、夫婦仲がギクシャクして、会話が無かったり、悪口やイヤミなどのオンパレードであったとしたら。家族全体の消化力が下がることは間違いありません。

「何を食べたか、覚えていない」というのは論外！　味わうことに集中していないと、咀嚼《そしゃく》もおろそかになり、消化力も一気に低下してしまいます。

当たり前のことですが、食事は感謝をしながら、楽しく食べたいものですね。

第3章
生活習慣を変えれば、消化力は上げられる

〈朝におすすめの6つの習慣〉

布団から出る前の1分間で、その日の消化力が決まる！

私たちの健康は、日々の生活習慣の積み重ねでできています。今の暮らしを改善したり、新たな習慣を取り入れることが、消化力を高める近道です。即効性を期待しすぎず、長い目で楽しみながら、生活を変えていきましょう。

第3章は、朝の生活習慣からお話しします。一つからでもかまいません、三日坊主で終わらせずに、よいことを「続けること」が大事です。最初に、起床直後のカンタン習慣をご紹介しましょう。

◆「朝の感謝」

私はいつも、布団の中で目を覚ましたら、すぐに感謝の言葉を思い浮かべます。「よき朝を迎えられました。ありがとうございます」

それだけで清々しい気持ちになり、新しくてよい1日が始まったと思えるものです。時間に余裕があれば、「グッド&ニュー（GOOD&NEW）」（78ページ参照）をやってもよいですね（1人で行っても、なかなか楽しいですよ）。

心の消化力を高めるためには、**「よいイメージを持ちながら目覚めて、1日を爽快にスタートさせる」という姿勢がとても大事**なのです。

◆「血流をよくするプチ体操」

布団に入ったままで、両腕を上に垂直に突き出して、手を「グー、パー、グー、パー」と動かします。この動きによって、脳の血流が活発になります。これを、やる日とやらない日では、頭のスッキリさに大きな違いを感じるはず。**消化力を上げてくれると同時に、あらゆる血管トラブルの予防にもなります。**

消化力どころか運気も上がる、10秒の習慣

どんな状況でも「よいこと」や「ありがたいこと」を見つけ出せる人は、ストレス耐性が高くなり、消化力が上がります。そんな前向きな姿勢は、ゲーム感覚の訓練法「グッド＆ニュー（ＧＯＯＤ＆ＮＥＷ）」で身につけられます。

【グッド＆ニューのやり方】

① グループで輪になる（※１人で行ってもよい）。
② 誰か１人がボールを投げる。受け取った人が、過去24時間以内にあった「よいこと」または「新しいこと」を話す（人数に応じて「１人10秒以内」などと

持ち時間を決めるとよい)。

③　1人の話が終わったら、全員でしっかりと拍手をする。

④　次の誰かにボールを投げる。受け取った人が、次の発言者となる。この流れを全員が発言するまで繰り返す。

私は、小児患者さんの父兄を対象とした勉強会のとき、初めに「グッド&ニュー」を毎回行っていました。最初は「グッド」どころか「バッド」な発言も目立ちましたが、会を重ねるうちに「ツイている報告」が増えるように。たとえば「レシートにあった金額の数字が7のゾロ目でした!」というレベルから、「○千円相当の懸賞が当たりました!」という程度へと、全体的に飛躍したのです。

心理学的に言うと「グッド&ニュー」は「リフレーミング」の作業(事実を違う角度から捉え直し、建設的な考え方に変えていくこと)を、習慣化してくれる効果があります。家庭などでも取り入れて、皆で消化力を上げていきましょう。

5分間こするだけで、ダイエットにも効く!?

5分間、肌をこするだけで消化力がアップする。そんな夢のような健康法「乾布《かんぷ》摩擦《まさつ》」について見ていきましょう。朝に取り入れてみてください。

乾布摩擦といえば、古めかしいイメージがあるかもしれません。しかし、先人の知恵の結晶とでも言うべき、手軽で優れた健康法なのです。

その方法は至ってシンプル。**全身をタオルでこするだけ**です。ただし「赤くなるまでこする」というのが大きなルールです。

肌が赤くなるという変化は、自律神経が反応したというサイン。

「肌がすぐ赤くなる人」は自律神経の反射がよく、「肌がなかなか赤くならない人」は自律神経が鈍くなっているということなのです！

面白いことに、最初のうちは変化に時間がかかりますが、慣れてくるとすぐに赤くなるようになります。「消化力がアップした」と自信を持ってください。「肌をこすることが気持ちよい」と思えるようになればしめたもの。継続することができるでしょう。

乾布摩擦の効用は、消化力アップに留まりません。**自律神経が刺激されるため、心も目覚め、気持ちが前向きになり、やる気がわいてきます。**つまり「目標へのモチベーションがぐんと上がる」という、うれしい副次効果もあるのです。

たとえば「ダイエットをしたい」と考えている時期に乾布摩擦を始めれば、その意志が続きやすくなります。私はこの習慣のおかげで、タバコをやめることができました。氷水で濡らしたタオルで摩擦をするのも、気持ちがよいですよ。

あの呼吸法より、消化力アップに効く！「西脇式呼吸法」

近年、ある呼吸法が爆発的なブームとなりましたが、呼吸に注目する人が増えたことは素晴らしい流れだと思います。私も数多くの呼吸法について学び、実践してきました。古今東西に伝わる思想のエッセンスの「いいとこ取り」をして統合させた**「西脇式呼吸法」**をご紹介します。

① 姿勢を整える

両脚を肩幅に開いて、床にしっかりと立つ。

② 息を吐く

両手でおなかをゆっくりと押しながら、息を吐き切る（慣れてくると8〜10秒間で吐き切れるようになる）。唇は、細くすぼめるような形を意識して、縦に開く。

「体内のいらないものが、つま先からすべて出ていく様子」をイメージする。

③　息を吸う

おなかを押していた両手を離し、息をゆっくり吸う。手を離した瞬間に、おなかは自然とふくらむ（腹式呼吸。慣れると、おなかは玉のように丸くなる）。

「よいエネルギーがつま先から入ってくる様子」をイメージする。

④　息を止める

息を吸いきったら呼吸を止める（約3秒間）。「よいエネルギーが全身を巡る様子」をイメージする。①から④を3分間繰り返す。

この方法は「丹田《たんでん》呼吸」も下敷きにしています。丹田呼吸は「息を吸う→息を吐く」という順序なので、慣れないと腹式呼吸ではなく胸式呼吸になりやすいのです。そのため、あえて丹田呼吸とは逆の順序にしています。ぜひお試しを。

〈消化力アップ！　西脇式呼吸法〉

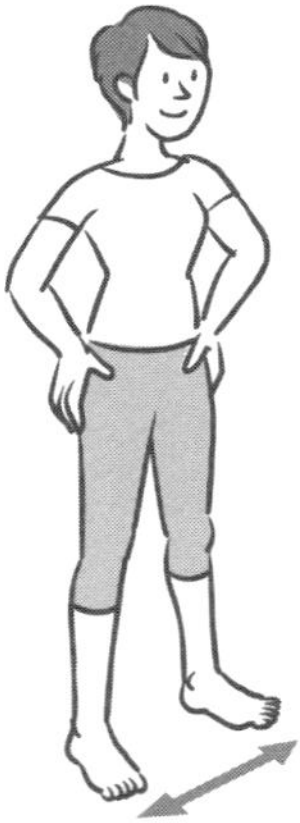

①姿勢を整える

両脚を肩幅に開いて、床にしっかりと立つ。

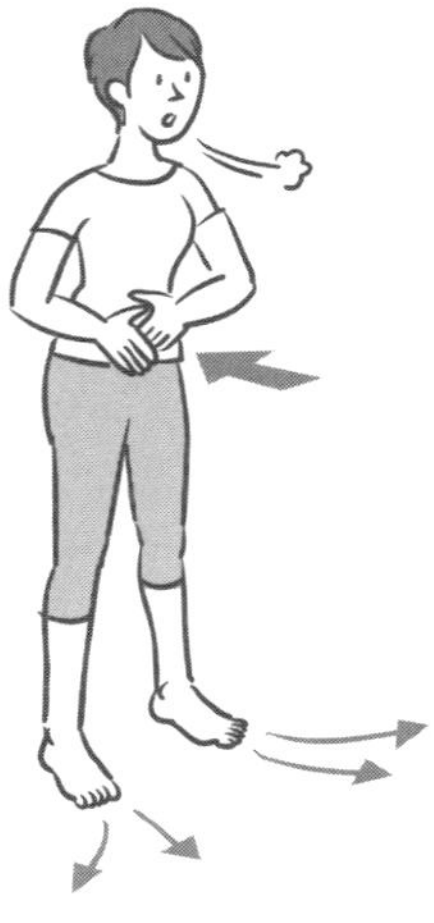

②息を吐く

両手でおなかをゆっくりと押しながら、息を吐き切る。
唇は、細くすぼめるような形を意識して、縦に開く。

※体内のいらないものが、つま先から出ていくイメージ

③息を吸う

おなかを押していた両手を離し、息をゆっくり吸う。
手を離した瞬間に、おなかは自然とふくらむ（腹式呼吸）。

※よいエネルギーがつま先から入って来るイメージ

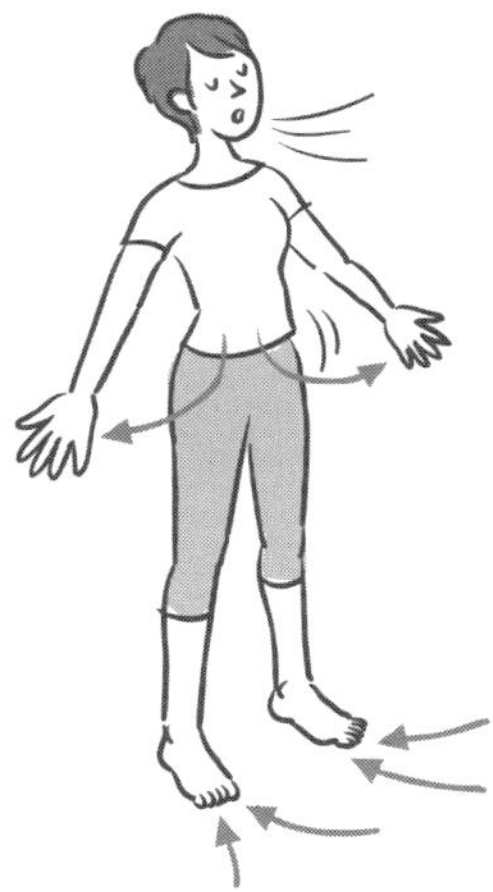

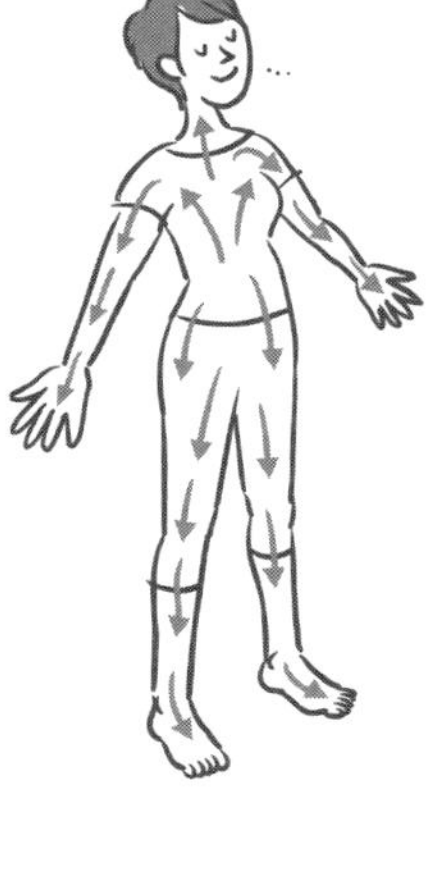

④息を止める

息を吸いきったら呼吸を止める（約3秒間）。

※よいエネルギーが全身を巡るイメージ

①から④を3分間繰り返す。

消化力を上げる入浴法で「デトックス」&「低体温の解消」を！

入浴のメリットは、大きく二つ挙げられます。

一つ目は、「発汗」によるデトックス効果です。**体内の老廃物を排出できれば、消化力は格段に働きやすくなります。**

二つ目は、「低体温の解消」です。**入浴により体温を上げると、免疫力がアップし、連鎖的に消化力の作用も高まります。**

まずは、一つ目のメリットである「発汗」について注目してみましょう。

半身浴で、汗が出るまで湯船につかりましょう（20分前後が目安ですが、負担に感じない程度に）。湯船の中では、前向きになれる本などを読むとよいでしょう。うつの人や、疲れているときなどは、汗が出にくいケースが多いようです。また「サウナで汗をかくのが好き」という人がいます。サウナはともかく、直後の水風呂は避けてほしいもの。激しい刺激を繰り返すのはよくありません。

二つ目のメリットである「低体温の解消」は、深刻な問題をはらんでいます。実は、日本人の平均的な平熱は、昔よりも下がっており、低体温（36度未満の状態を指す）の人が非常に増えているのです。50年前の日本人の平均平熱は、36・89度。現在の平均平熱は36・20度というデータがあります。つまり、**50年前より約0・7度も平熱が下がっている**ことに！

体温が1度下がると免疫力は30％も低くなります。反対に、湯船に10分つかれば、体温は1度上げることができます。入浴で手軽に消化力を高めましょう。

※高血圧などの持病がある場合、入浴については必ず主治医に相談してください。

まるで「効能のデパート」、やらなきゃ損するマッサージ法とは？

私は毎朝の入浴時に、「三点マッサージ」をしています。油を使うので、風呂場は少しベトベトしますが（笑）、洗い流せるので後始末もカンタン。何より、気持ちがよいので楽しみながら続けられています。乾燥対策、血行促進、疲労回復、強壮、若返りなど多くの効果があり、消化力も連動してアップします。

◆三点マッサージの行い方

① マッサージ用の油を用意する

「太白《たいはく》ごま油」（無色無臭、生のごまを絞った純度が高いもの）を入手する。

② 油を「キュアリング」（加熱処理）する

太白ごま油を100度で約5分間熱する。120度を超えると有害物質が発生するので要注意。火からおろして自然に冷まし、瓶などに入れ保存する。

③ 頭・耳・足をマッサージする

キュアリング済みの太白ごま油で、頭（頭皮）・耳・足（ふくらはぎから足裏）をマッサージする。

耳と足裏には多くのツボが集まっているので、全体的に刺激を与える。

油の使用にこだわることはありません。**「ただ、手でもむ」という習慣だけでも消化力は上がる**ので、続けてみましょう。三点マッサージ以外に、「胃腸の働きをよくするツボ」への刺激も、消化力を高めてくれますよ。たとえば**「合谷《ごうこく》」「腎兪《じんゆ》」「大腸兪《だいちょうゆ》」「巨闕《こけつ》」「関元《かんげん》」「足の三里」「三陰交《さんいんこう》」**などがあります（90～91ページ参照）。位置さえ把握できれば、どこでもマッサージできますね。

〈胃腸の働きをみるみる良くするツボ〉

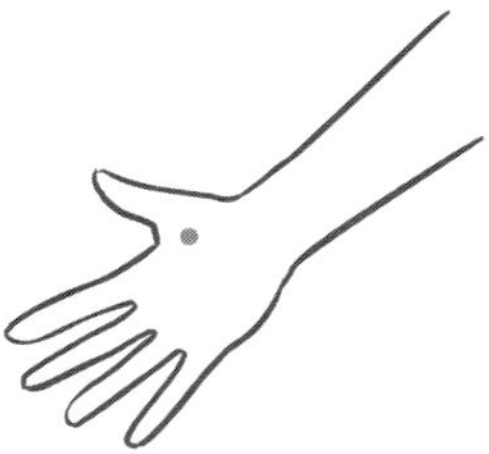

合谷《ごうこく》

手の甲側。
親指と人指し指の骨が
V字に交わるところの前に
あるくぼみ。
頭痛、疲れ目にも効く。

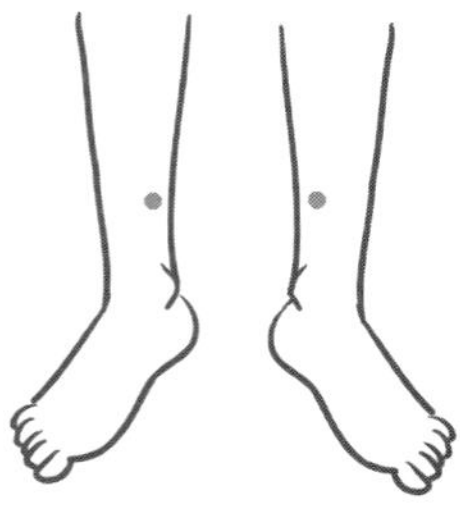

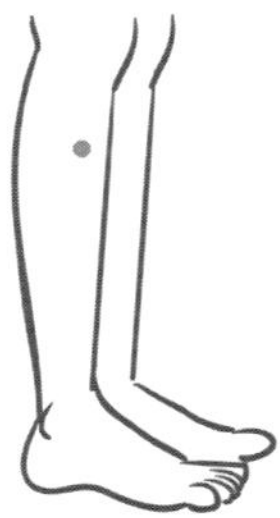

三陰交《さんいんこう》

足のうちくるぶしの頂点から
指４本分くらい上。
一度に続けて3回押すのが
目安。冷え症にも効く。

足の三里

向うずねの外側。
ヒザのお皿の下のくぼみから
指4本分下。
体力増強、足の疲れにも効く。

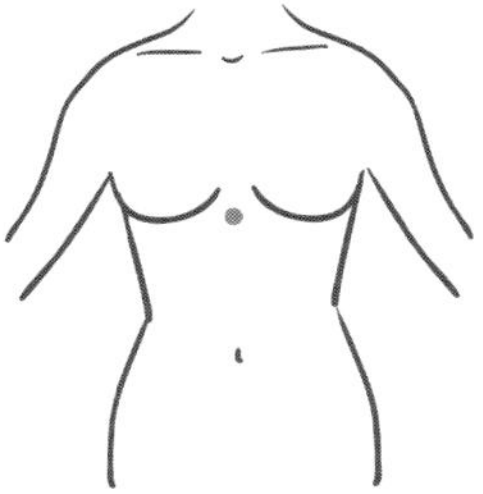

巨《こ》闕《けつ》

みぞおちのすぐ下。
ゆっくり優しく押すのがコツ。
吐き気にも効く。

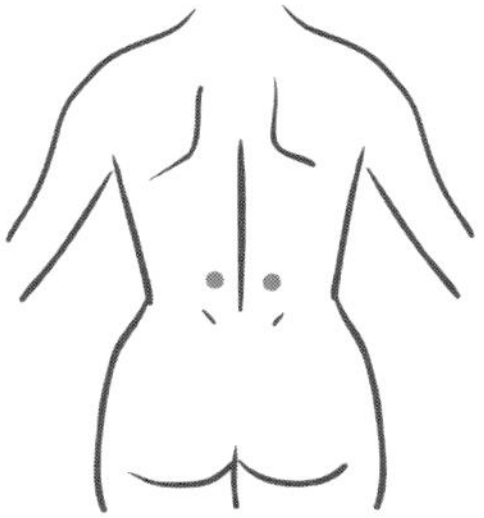

腎《じん》兪《ゆ》

へその高さで腰に手を置いたとき、自然に親指が届くところにあるツボ（背骨から指2本分くらい外側）。

腰痛にも効く。

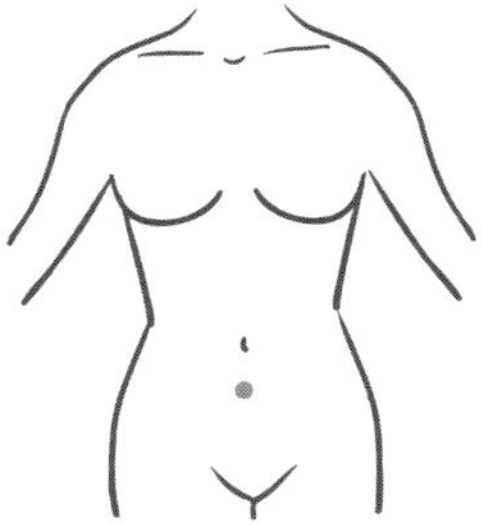

関《かん》元《げん》

おへそから指４本分くらい下。
内臓が入っている部分のため強く押しすぎないよう注意。
倦怠感、生理痛などにも効く。

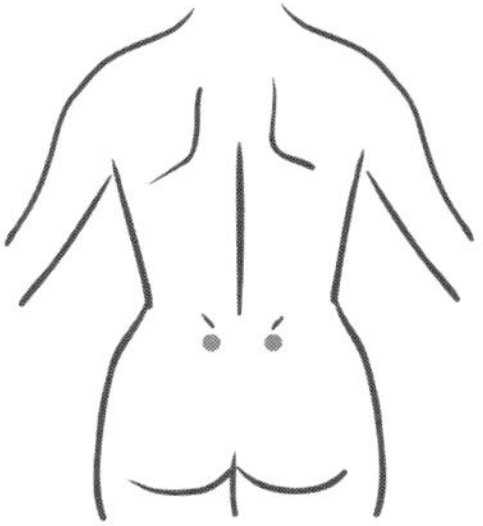

大腸《だいちょう》兪《ゆ》

ベルトのラインに沿い、
背骨から指2本分くらい外側。
排便中枢を刺激するため
便秘や下痢にも効く。

〈お休み前におすすめの3つの習慣〉

すぐに入眠できるリラックス法

良質な睡眠が十分にとれていないと、消化力はみるみる低下していきます。よい睡眠のとり方について考えてみましょう。

患者さんに多いのは「睡眠時間が足りなくて睡眠不足」というお悩みです。しかしお仕事などによる拘束時間は、自身の努力だけでは変えられないもの。そこで、「睡眠の質を上げましょう」というアドバイスをしています。アイマスクなどを活用してみましょう。

また、夜遅くまでお仕事をしている人の場合、「なかなか寝付けない」という訴えをよく聞きます。それは交感神経が冴えわたって、副交感神経が働かず、リラックスモードに切り替わらないためです。

次の方法で、すぐにリラックスし、眠れるようにもっていくことができます。

①瞑想する　②安眠効果のあるハーブティーを飲む　③「自律訓練法」を行う（94ページ参照）**④「認知の変容」で見方を変える**（133ページ参照）

なお更年期の人は「交感神経の緊張状態」にいるわけですから、眠りは浅く、不眠になりがちです。入浴や食生活で体を温め、消化力を上げれば改善します。

私が以前ベジタリアン（菜食主義者）だった頃、1日の平均睡眠時間は2時間半でした。消化に負担がかからないものを食べていたから、睡眠時間が短くても十分だったのです。つまり、**体は消化に莫大なエネルギーを使っています**。暴飲暴食をやめるなど、食生活を正しくすれば、睡眠の質も消化力も上げられます。

操れないはずの自律神経を手玉にとる方法

自律神経のバランスが崩れると、消化力も崩れるもの。本来操れないはずの自律神経に働きかけ、正常化を促すことができる「自律訓練法」を見ていきます。

自律訓練法とは「体がゆるむことで、心もゆるむ」という働きを利用した自己暗示法です。1932年にドイツで体系化され、世界各地に広まりました。慣れると電車内などでも行えますし、多くの疾患の治療に応用することもできます。

具体的には、リラックスした状態で「言語公式」（決まった言葉）を想像するという手法です。習得までには数週間かかることもあるので、気長にいきましょう。

◆最初に姿勢を整える（96ページ参照）

椅子やソファに座った状態、もしくは寝転んだ状態で行う。軽く目を閉じて、以下の公式を順番に心の中で唱え、そのイメージを受け取っていく。

◆背景公式「気持ちが落ち着いている」

◆第一公式（重感の練習）「右腕が重たくて気持ちがいい」→「左腕が重たくて気持ちがいい」→「両腕が重たくて気持ちがいい」

◆第二公式（温感の練習）「右腕が温かくて気持ちがよい」→「左腕が温かくて気持ちがよい」→「両腕が温かくて気持ちがよい」

◆消去動作　伸びや深呼吸で暗示を解く（そのまま眠る場合はやらなくてよい）

最大のコツは**「受動的注意集中」という態度で臨むこと**。たとえば「腕が重たくなる」と能動的に感じるのではなく、「腕がすでに重たくなっていたことに、今さらながらなんとなく気付いた」というニュアンスです。

〈自律神経を操る！「自律訓練法」〉基本姿勢

○ 両手を膝の上に置き、椅子に深く座る

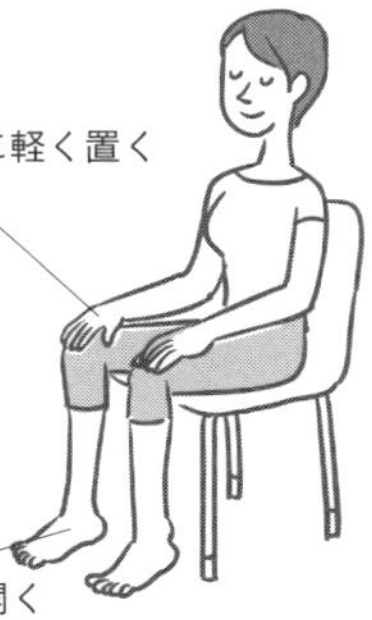
手は膝の上に軽く置く
足は肩幅に開く

背中を“自然に”まっすぐ伸ばすのがコツ。
（頭の先から吊られているようなイメージ）
腰や背中、肩などが緊張しないようにする。

もしくは

仰向けに寝て、両脚と両腕を軽く開く

背中をできるだけ床にべったりつける。
全身の力を抜くことが大切。

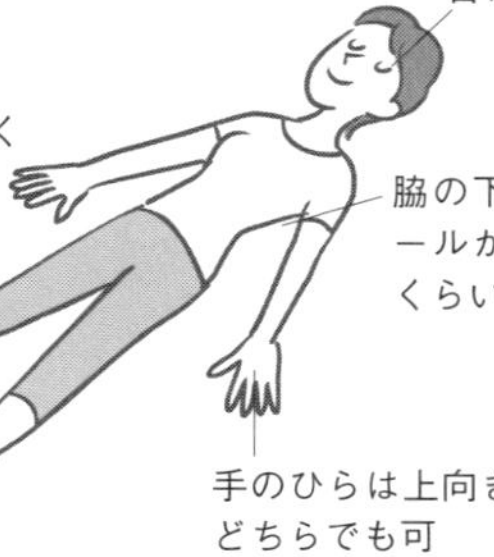
目は軽く閉じる
両足は肩幅くらいに開く
脇の下に野球のボールがひとつ入るくらい開く
手のひらは上向き、床下向きどちらでも可

× 腰掛けが浅く、椅子にもたれすぎ

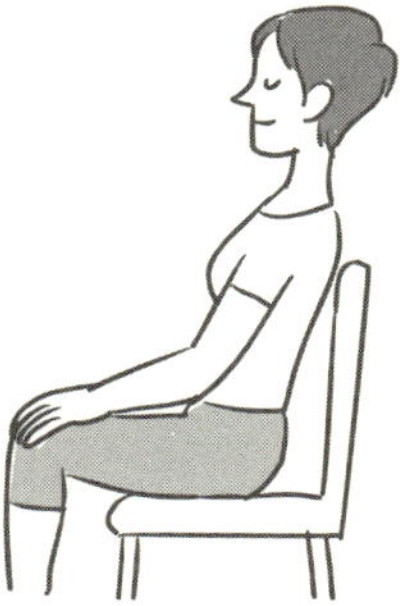

※重心が不安定になり、
リラックスしにくい。

× 腰を反らせすぎ

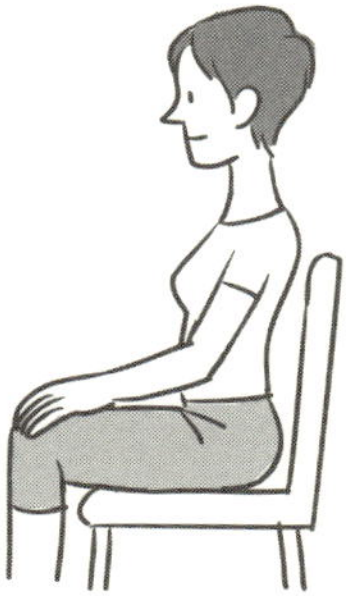

※背中に余分な緊張が入り、
リラックスしにくい。

○ 足の裏は床にぴったりつける

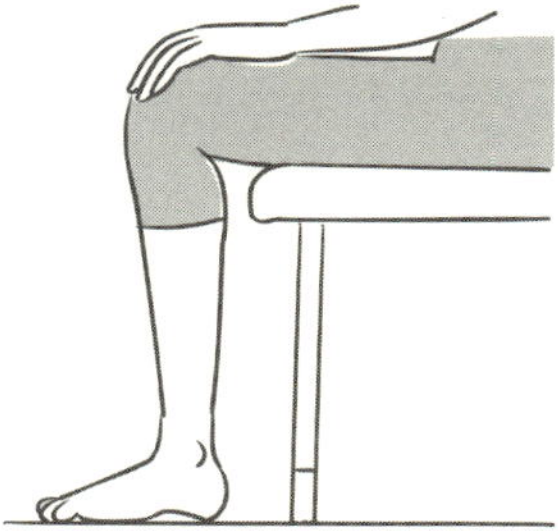

×

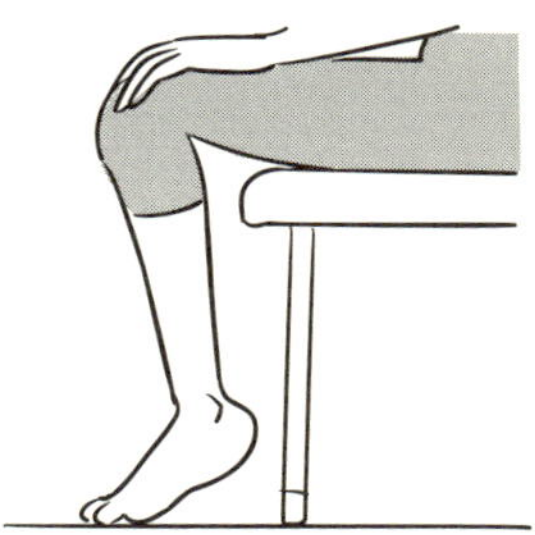

※足の裏を浮かすと、気持ちが不安定になり、
リラックスしにくい。

入眠儀式にもってこい、「にっこりスマイル練習」

笑うだけで、消化力は高まります。理由は、**笑うと副交感神経が優位になるから。**

そこでおすすめしたいのが、笑顔の練習です。

一日のお休み前に、布団の中で「ニコッ」と笑う習慣を続けてみましょう。

笑顔のモチーフを度々目にすることも、とても効果的です。以前、スマイルのマークが世界的に流行したことがありますね。アジアを中心とした地域では「ラフィングブッダ（笑う仏陀《ブッダ》）」というマスコット的なミニ仏像をよく見かけます。

「笑うだけでいいと言っても、面白くもないのに、急に笑顔なんて作れない！」

そんな人に知ってほしいのが、脳科学の説です。

私たちの脳は「体の部位の変化によって、感情も左右される」ということがわかっています。平たく言うと、口角を上げて笑顔をつくれば、そのときの状況にかかわらず、脳はだまされて、楽しく愉快な気分になるということ。

つまり、表情や姿勢で、感情は作られます。

だから「笑えないような状態」であっても、脳のメカニズムを信じて、まずは笑ってみてください。消化力が上がり、事態は好転していきます。また、「笑うだけで免疫力が上がる」というデータは数多く、枚挙にいとまがありません。

優秀なビジネスパーソンは、どんな状況でも一瞬で笑顔を作ることができます。それは「笑顔でいるだけで無用なトラブルを避け、自分に有利なように相手を操り、ストレスも減らすことができる」と実感しているから。つまり、笑顔でいるほうが「おトク」というわけです。笑顔を習慣にしない理由がありませんね。

〈消化力もツキもアップさせる8つの習慣〉

月の満ち欠けを味方につけて、快適に過ごそう

私のクリニックでは、いつもは温厚なはずのスタッフが、なぜかピリピリしているなど、ただならぬ雰囲気を感じることがあります。「おかしいな」と思っていると、その日は新月や満月の前日だった……ということが多いのです。

実は、旧暦の「新月」や「満月」を意識するだけでも、消化力は上がります。なぜなら、**自律神経のバランスを整えるホルモン「メラトニン」など、さまざまなホルモン分泌は月齢に影響されるから。**月のリズムを味方につけて、心身の消化力を上げていきましょう。

西洋医学では診断の付きにくい小さな不調も、解決しやすくなります。時期についての特徴は、次を参考にしてください。

◆満月から新月にかけて……解毒や発汗、洗浄、発散のエネルギーが強まる。

◆新月……体の浄化力が活性化するので、嗜好品を絶ったり、デトックスをするのに最適。求心力が働くので、新しいことを始めるとよい。

◆新月から満月に向けて……補給や摂取、保護、休養のエネルギーが強まる。

◆満月……意識が高まるので、交渉や瞑想《めいそう》に最適。反面、感情的にもなるので、トラブルや事故などには注意。体の吸収力が活性化するため、食事にはご注意。

天体が人に与える影響については、アーノルド・L・リーバー博士が提唱する「バイオタイド（体内の潮汐）理論」などが有名ですが、まだまだ研究途上と言えます。面白いので、ご興味のある方はぜひ調べてみてください。

気圧の変化に負けない、耳マッサージとは？

「天候の変化で、体調を崩す」という人が増えています。ここでは、天候が体に与える影響のメカニズムと、予防策を述べておきましょう。

もっとも、消化力が正常であれば、このような不調とは無縁でいられますよ。

①　気圧の変化が、体に変化を与えるため

人間の体は水分が多い、「水の袋」。水分は「圧力の低いほうへ流れる性質」があり、圧力の低い空気中へと向かいます。これがむくみや血管拡張を引き起こします（喉の血管が拡張するとぜんそく、頭の血管が拡張すると頭痛の要因に）。

②　自律神経が副交感神経優位に働くため

気圧の変化を感知した自律神経は、「お休みモード」である副交感神経を優位に働かせようとします。その結果、眠さやだるさを感じるようになります。

③　「ヒスタミン」が分泌されるため

気圧の変化を感知した肥満細胞は、体内物質「ヒスタミン」の分泌量を増やします。その結果、免疫の過剰反応（アレルギー反応）や血管拡張が起こります。

これらの対策としては、まず生活を規則正しくして、消化力を正常に保つことが大事です（平素から自律神経に負担がかかっている更年期の女性や、アレルギー・ぜんそく・頭痛などの持病がある人は、事前にご注意を）。また、耳たぶをマッサージしてみてください。**「少し強めに約3秒間、引っ張って放す」「前に3回、後ろに3回まわす」**これらを繰り返しましょう。緊張を解き、耳の後ろの筋肉をほぐす効果があります。症状が改善しない場合は、医療機関の受診をおすすめします。

年を重ねたら、粋な野の花を目標に

近年、「おひとりさま」が増えています。そういう人は無理をしてまで、毎日のように誰かと交流する必要はありません。でも、毎日1回でよいのでコミュニケーションをとると、精神面から消化力が下がるのを食い止めることができます。

「コミュニケーションをとる」というと、難しく感じる人もいるかもしれません。もし、外に出かける用事があるなら、ニコニコしながら道を歩いてみてください。そして、通りすがりの人に挨拶や会釈をしてみてください。「いい天気ですね」、そんな声かけでもかまいません。

それも難しいようなら……。

コンビニや飲食店などのレジで、心を込めてお礼を言ってみましょう。

これらの行動で、あなたの消化力は格段にアップします。

なぜなら、あなたは人のお役に立ったから。あなたに声をかけられた人は、きっと幸せな気分になったはずだからです。

「他人の役に立つ」とは、自己重要感（27ページ参照）が満たされるということ。
それは、消化力を高めることに直接つながります。

詩的なたとえになりますが、野に咲く花を思い浮かべてみてください。

花は、誰かに「きれいだね」と言ってほしくて咲いているわけではありません。ただ無心に咲いているだけ。けれども、存在しているだけで人のお役に立っているのです。何歳になっても、一輪の花を目指しましょう。大勢の人に賞賛される大輪の花でなくてもかまいません。野に凛と咲く一輪のキキョウでよいのです。

機嫌が悪い人は、人生において大損をしている

消化力が高まる精神状態とは、常に「上機嫌」であることです。

なぜなら、消化力とは「心身一如」（37ページ参照）だから。イライラと不機嫌な状態でいると、体にも悪影響が及び、消化力は下がってしまいます。

「上機嫌でいよう」という大きな目標を決めれば、あとはそれに準じて、生活の中に「ミニルール」を設定したり、「仕組み」をつくっていけばよいのです。

たとえば私の場合、「どんな仕事も機嫌よく受けて、上機嫌で取り組もう」というミニルールを自分に課しています。仕事は、消極的に不機嫌に取り組むより、積

極的に上機嫌に取り組んだほうがよいに決まっているからです。

また、そんなミニルールを忘れないための仕組みとして、あるメールアドレスに「ｙｎｎ」というアルファベットを組み込んでいます。「ｙｎｎ」とは「Ｗｈｙ　ｎｏｔ　Ｎｉｓｈｉｗａｋｉ」の頭文字をとったものです(「ｙ」は発音つながりで、「Ｗｈｙ」の略語として使用される)。英語の「Ｗｈｙ　ｎｏｔ」には、「どうして？」という意味のほかに、もう一つ面白い使い方があります。それは「喜んで！（断る理由がない）」という積極的な返事です。

上機嫌で仕事をしていると、周囲は私に声をかけやすくなるのか、頼まれごとが増えていきます。難しい案件をお引き受けすることも、おのずと多くなります。

しかし「喜んで！」と口に出すと（居酒屋の店員さんのようですが）、どんなことでも、実現できそうな気がするのです。そして実際、**機嫌がよいとどんな案件も解決策が見つかり、達成できていることが多い**のです。上機嫌でいると脳の働きが活性化し、消化力もどんどん高まっていくことを、日々実感しています。

おしゃれな人ほど消化力が高い

ファッション一つで、消化力は上がりも下がりもします。「着心地」「デザイン性」という二つの観点から、消化力を上げるコツをお話ししましょう。

まず、洋服の着心地について。言わずもがなですが、「気持ちのよいもの」を選びましょう。特に、肌に直接当たる部分は、刺激を与えやすい化学繊維ではなく、天然繊維を使用したものが理想的です。また、多少値が張るかもしれませんが、職人さんが作るブランドの洋服は、やはり着心地がよいものです。しかも数十年経っても型崩れせず、親子二代で着続けられることもあります。毎年買い換えるのであれば、**よいものを長く着続けるほうが経済的で、エコ**でもありますね。

洋服は、デザイン性も重要です。人目につく部分の装いは、あなたの印象を左右します。自分の好みより「自分をどう見せたいか」を優先して選びましょう。たとえば「優しい人」「面白い人」「真面目な人」「勤勉な人」「エネルギッシュな人」……。場面に応じて、「見せたい自分」のキャラクターは異なるはずです。

そして、人目につかない下着選びも、消化力アップの大きなポイント。既成概念にとらわれず、自分が信じる「ラッキーカラー」を身に付けてください。

よく知られているのは、体を温める効能を持つとされる「赤色の下着」でしょう。変わったところでは、ある野球選手が「ここぞ」というときにピンク色の下着を着用し、好成績を叩き出しているという記事を読んだことがあります。**世間一般の常識ではなく、独自のジンクスにこだわる。**そんな「験担《げんかつ》ぎ」を習慣にするのもよいですね。日々の装いで、パフォーマンスと消化力を高めていきましょう。

「ブランド好き」の人ほど消化力が高い？

私は決して「ブランド至上主義」というわけではありません。しかし実際、職人さんの手仕事に触れた瞬間、まるで体温が一度上昇するような、驚きや感動を覚えた経験が何度もあります。そんな体験も消化力を高めてくれるものです。

世の中には、多くの職人さんの手仕事が存在しています。たとえば……。
頑固な板前さんが素材にこだわり、採算度外視で切り盛りしている割烹《かっぽう》。
一流のバーテンダーさんが、技の粋を凝らしてつくってくれたカクテル。
あの名車フェラーリのエンジンも、基本的に一台のエンジンの最初から最後までを、１人のエンジニアが担当しているのだとか。これも職人技ですね。

職人さんの仕事と、工業製品との違いとは何か。それは、**作り手の「思い」があるかどうか**でしょう。「思い」とは、「祈り」に近いものです。**祈りは、ときに見えない相手にさえ影響を及ぼします。**興味深い報告をご紹介しましょう。

アメリカの心臓病の専門医、ランドルフ・バード氏が行った実験では、「祈り」の効果が統計学的に実証されました。バード氏は、３９３人の心臓病患者を無作為に１９２人と２０１人に分け、両群に最善の治療を行いました。そして１９２人の群には、患者さん１人につき5〜7人「祈る人」を割り振り、患者さんのファーストネームと症状だけを伝えたのです。その結果、祈ってもらった群は、そうでない群に比べ、抗生物質の投与の率が約６分の１、肺気腫を併発した患者さんは約３分の１だったなど、祈りの効果の有意差が出たのです。驚きの結果ですね。

つまり、**職人さんの思いを大切に受け取れば、私たちの消化力は上がる**のです。

金欠のときほど、数百円のおつりをチップにする

「他人のために寄付をする」という習慣、あなたはありますか？
日本は、政府や大手企業による海外援助の額は大きい反面、個人レベルでの寄付の額は、欧米諸国に比べて少ないとされています。その背景には税制上の問題などもありますが……。ここでは、消化力を高める経済学について考えます。

海外諸国の中には「富める者は貧しい者に分け与えるべき」という宗教的な考え方から、寄付に熱心なところもあります。政治的、宗教的な理由は、ここではいったん横におくとしましょう。心理学的に見ると「他人のために寄付をする」という

行動は、本人にもよい影響を及ぼします。寄付行為に限らず、「高い意識で他人を喜ばせようとする行動」は、素晴らしいことなのです。

経済的に余裕がある富裕層やセレブたちが寄付をするのは、むしろ「当然」と感じられるかもしれません。ですが反対に、**余裕がない状況だからこそ、「他人のために寄付をする」という行動が、その人の心を高めることになる**のです。

たとえば私はタクシーの乗車料金を支払う際、端数のおつりも受け取ってもらうことがあります。その運転手さんがご機嫌になって、次に乗せるお客さんに少しでも優しく接してくれたらいいなと思うからです。たった数百円で、そんなことを願うなんて、もしかしたらおこがましい話かもしれません。でも、ささやかであっても幸せの連鎖を世の中に起こせたら、素敵なことではないでしょうか。

コンビニのレジ前の募金に協力することでもかまいません。**他人を純粋に思っての行動は、あなた自身の心を潤わせ、消化力までも高めてくれる**のです。

環境から消化力を高めていく手っ取り早い方法とは？

健康志向の人に人気の「炭」。最近では「食べる炭」まで登場しています。炭の効能については、ご説明するまでもありませんね。空気清浄から調湿、消臭、防腐ｅｔｃ……。炭で浄化された空間が心身によいのは、周知の事実でしょう。
また「敷き炭」「置き炭」など、炭は建築にまで利用されています。

消化力に直接関係する炭の効能は、主に次の二つです。

◆マイナスイオン増加効果……マイナスイオンを増加させ、副交感神経に働きかけるので、消化力を高める。リラックス効果も大きい。

◆遠赤外線効果……炭の遠赤外線が人体に吸収されると、発汗作用が促されるため、デトックス作用が高まる。おのずと消化力も働きやすくなる。

炭を活用した製品の中で、私が特に注目しているのは、炭１００％の繊維「オルガヘキサ®」を活用したもの。多くの実証データや論文など、医学的なエビデンスによって効能が裏付けされています。アイマスクなどの小物から下着類、寝具類まで、通販などでも入手できるので、取り入れてみてください。私のクリニックでも座布団やスリッパを導入しています。また就寝時にこのシーツで体の上下を挟んだところ、３日間夜中に滝のような汗をかき、驚いたことがあります。

大がかりな話ですが、炭を土地に埋めることで磁場の改善を図り、土地を改良するという考え方があります（炭素埋設法）。確かに**外部環境も、消化力を左右する要因の一つ**。まずは部屋に炭を置くところから、環境改善を始めませんか。

〈情報の消化力を下げない4つの習慣〉

「情報の垂れ流し」が、皮肉にもあなたを「おバカ」にしている

体調が悪いとき、多くの人は「おなかが痛いからお粥にしよう」などと食事を調整するものです。少なくとも、暴飲暴食は控えるはずです。

このように、食べ物を取り込むことに気を遣えても、情報を取り込むことに無節操で、無防備な人は珍しくありません。**情報を無差別に受け入れていると、「情報の消化力」が処理し切れず、悪影響を受け、精神活動が滞ってしまいます。**

たとえば、疲れているとき。残虐な映画を見たり、悪意に満ちた雑誌の中傷記事を目にしたりすると、余計に消耗してしまいます。また、マイナスの情報を目にす

ると「なんだか気持ちよくない」と遠ざけたくなることがあるはずです。

そう感じなくなっていたら、あなたの情報の消化力は相当に鈍っています。情報の消化力を高めるには、メディアの報道も娯楽作品も、内容を検討して選ぶことです。選ぶ基準は「批判、中傷」ではなく「夢があるもの、美しいもの」。

私たちはわざわざ不快な感情にひたるため、生まれてきたわけではないのです。もちろん、情報をすべて遮断するということではありません。興味がある情報を深く追求する姿勢は大切です。「情報を何でも受け入れず、賢く見極める」という習慣をつけてください。一例ですが、素敵なファッション誌や成功者の書いた本、夢のある映像作品、一流の芸術を伝えるメディアなどは、おすすめできます。

さらに言えば、人の悪口や噂話なども避けたいもの。会話に参加しないか、聞き流すなど大人の対応を心がけましょう。**ネガティブな言動は、他人のものであれ、自分自身のものであれ、潜在意識に悪い影響を及ぼしてしまいますよ。**

スマホやケータイで、あなたの心がむしばまれていく

あるソフトウェアメーカーの調査（２０１２年）によると、「日本人のインターネット利用者がネットに費やす時間は、１週間で平均49時間」にものぼるそうです。そんな流れもあってか、「デジタルデトックス」なる言葉もよく目にするようになりました。消化力を下げないデジタルとの付き合い方を考える必要があります。

デジタルデトックスとは、**デジタルな環境からあえて距離をおくこと**。「情報の消化力」という観点から見て、この考え方には私も大賛成です。

私の師匠である代替医療の大家・S先生は、スマートフォンなどのデジタル端末

を携帯しない主義。「電磁波の影響を避けたい」という理由も大きいようですが「実際、必要ない」のだとか。しかし、世界中を飛び回って膨大な仕事をしています。秘書の方は大変かもしれません（笑）。私も携帯電話を自宅に置き忘れて外出したことがありましたが、意外なことに仕事に支障はありませんでした。

阪神大震災で家を焼け出された人に、こんなエピソードを聞いたことがあります。その方は、一命は取り留めたものの、通帳や証書類から携帯電話に至るまで、所有していたものをすべて失いました。しばらく「無一物」だったそうですが「意外と困らなかった」そうです。**あらゆるものを「手放すこと」は、案外不便ではなく、かえって「清々しさを味わえる」**という側面があるのかもしれませんね。

ぜひ、デジタルデトックスの日や、時間帯を設けることをおすすめします。お仕事が忙しい場合は、せめて休日だけでも挑戦してみてください。事前に計画して周りに知らせておき、意図的に実行するくらいの勢いが必要です。

レストランで、料理写真を撮っている人は「病んでいる」？

高級レストランで、話題のお店で、はたまたチェーンのコーヒーショップで。飲食物をパチリと撮って、ツイッターやブログ、フェイスブックなどに画像をアップする。そんな人が増えています。ここではそのマイナスの影響について、考えてみましょう。

飲食店での私的な料理撮影は、いくら自分がオーダーしたものとはいえ、エチケット違反の感が否めません。たとえば自分より目上の人との会食の席で、断りもなく料理を撮影し始める、という人はなかなかいないはずです。

マナーの問題以上に私が懸念しているのは、「ネット上で写真を見てもらうことで、自己重要感を得ている」という精神状態です。その自己重要感は、所詮はバーチャルな（想像上の）ものにすぎず、一種の擬似的な満足感でしかありません。

ネットという仮想空間ではなくリアルな世界で、積極的に自己重要感を得てほしいと思います。それこそ、よい意味での「リア充」（159ページ参照）です。

そもそも、**どんな人も「他人から認められたい」という感情を持っている**もの。その感情を「承認欲求」と呼びます。その欲求を頭ごなしに否定するつもりはありません。しかしその欲求は、ネット上ではなく、リアルな世界でなるべく満たしていきたいものです。正しい消化力が働いていれば、ネット上のコミュニケーションだけでは物足りなくなるはずです。

消化力の観点から見ても、食事中の撮影はNGです。食事という大切な瞬間に、食べ物に集中できていないなんて、デメリットしかありません。外食時くらい、作り手に感謝や尊敬の気持ちを捧げつつ、スマートに振る舞ってみませんか。

本を読まない人ほど、孤独死の確率は高まる！

私は「活字中毒」と言ってもよいほど本が好き。入浴中も移動中も、就寝前の寝床でも本を開いてしまいます。本好きが高じて、かつては速読の教室に通ったこともあるほどです。でも世の中に目を向けると、読書をする人は昔より激減していま す。電車に乗ると、皆食い入るようにスマートフォンを見つめています。

「活字は、本ではなくネット上でけっこう読んでいます」

そう反論する人もいるかもしれません。しかし、**本と、ネット上のデジタルコンテンツの情報は、質も濃度もまったく異なります。**

デジタルコンテンツの文章の特徴は、表現が直接的で、簡潔であること。あまり頭を使わずに内容を理解できるよう、意図的にそう作られています。

一方、本に印刷された文章の特徴は、どれほどうまく編集されていても、理解するためには、ある程度の想像力や思考力が必要になってきます。つまり「行間を読む作業」(直接書かれていないことを読み取ること) も求められます。

要は、**本を読まないと想像力は衰えてしまう**のです。当然、情報の消化力は下がり、コミュニケーション能力は低下し、人脈は広がるどころか縮小します。

反対に、本を読めば想像力は豊かになり、情報の消化力は上がり、コミュニケーション能力は高まり、仲間も増えて幸せを感じることが多くなります。

特に年を重ねてからの読書は、人生を豊かにしてくれるもの。「認知症予防に役立つ」という説もあります。また、読書をする過程で生まれる知的好奇心こそ、情報の消化力を高めてくれる最大のエネルギーなのです。

第4章
心を変えると、体のトラブルも消える

消化力を上げれば、直感力も上がる

「ネズミがいなくなると火事になる」、こんな言い伝えを聞いたことはありませんか。災害を予知するような動物の行動は、昔からよく報告されています。人間にもこのような「直感」は備わっていると言われます。では直感とは何でしょう？

直感のことを「五感を超える、理屈で説明できない能力」という意味で、「第六感」とも呼びます。『シックス・センス』というアメリカの映画もありましたね。

「直感が存在する」という科学的な証拠の一つとして、医師・大村恵昭氏が1970年代に考案した「O－リングテスト」が挙げられます。

この手法は、「人間の体は極めて敏感なセンサーであり、体に毒性のものを持たせると筋肉の緊張が低下し、体によいものを持たせると緊張する」という原理に基づいています。テストは二人で行います。たとえば、よいサプリメントを左手に載せると、右手でつくった指の輪がなかなか開かない。タバコ（もしくは「タバコ」と書かれた紙でも可）を左手に載せると、指の輪が簡単に開くというものです。もちろん、サプリメントもタバコも、被験者の目からは見えない状態です。

この手法は医療の現場でも取り入れられており、体の異常部の診断や、薬の種類や量の決定などにも利用されています。

このような話を始めるときりがありませんが、お伝えしたいのは**「消化力が下がると、直感も鈍る」**ということ。人生は、一瞬の決断の積み重ねです。決断を誤ると、命にかかわる事故も招きかねません。だから、**直感を研ぎ澄ますことが大事**なのです。まずは消化力を上げ、直感を磨いていきましょう。

「常識人」ほど、夢の消化力は低いまま

「本来の自分の夢に理由をつけて、あきらめている人が多すぎる！」

そう感じることが、よくあります。「家庭があるから」「ローンの支払いがあるから」などと、できない理由を挙げる人ばかり。あまりに「NO《ノー》（できない）」と言いすぎです。自分の能力を自分で制限していては、消化力も下がる一方です。

私の場合、医師として働きながら、興味のある勉強会やセミナーに積極的に参加したり、テレビドラマを医事監修したり。加えて趣味としてボイストレーニングや雅楽、英会話などの個人レッスンを楽しんでいます。また、ロシア特殊部隊の訓練

を受けたり、体を鍛えてアフリカ大陸最高峰のキリマンジャロに登頂したこともありました。

「いったい、どのように時間を捻出しているのか？」とよく聞かれます。

時間を捻出して、やりたいことに取り組めている理由はただ一つ。私が決して「NO」と決めつけない、思わないからでしょう。代わりに「どうすればできるかな？」と常にクリエイティブな心境で、考え続けるようにしています。

自分自身を否定すると、自然と潜在意識全体にブレーキがかかり、消化力は下がってしまいます。夢の実現どころではありません。

反対に、**自分自身を肯定すると、消化力は上がります。**当然、精神活動や脳の活動は活性化して、夢も叶うというわけです。

もし、否定的な考えが心の中にわき起こったら、「この状況を見る視点はいくつもあるはず」と捉えてください。「NO」という見方は、一つの見解にすぎません。

つまり**「常識」からの解放が、消化力を大幅にアップさせる糸口**となります。

「頑張らない人」は、消化力ダウンで早死にする!?

人は、一生懸命に生きることが大切です。しかし「一生懸命に力を尽くせていない」という人は、残念ながら多いもの。当然のことですが、一生懸命に生きていない人は毎日が楽しくなく（むしろ、だるく）、「目標や夢さえ特にない」といった無気力感に包まれていきます。

一生懸命に生きることができないのは、まず、消化力が低下しきっているから。

そして、成功体験（ブレイク体験）がないからです。

成功体験を得ると、心に安らぎを与えてくれるホルモン「セロトニン」が放出されます。成功体験には中毒性があり、成功するとまた成功したくなります。

そのため、**一度成功した人は成功グセがつき、何度も結果を出せるという好循環を生み出していきます**。これはよいサイクルですね。

子どもの頃から成功体験を積み重ねていれば言うことはありません。ですが、そうではない場合は**普段の暮らしの中で、「プチ成功体験」を積み重ねていくことが大事**です。「自分は、実は多くのことができている」と気付けばよいのです。

それには1人で「グッド&ニュー」を行うのがよいでしょう（78ページ参照）。

グッド&ニューを習慣化させるには、ハードルを下げること。立派なことを挙げようとするから、続かないのです。極端な例ですが「今日は、目玉焼きが上手にできた！」といったことでも十分です。

「頑張って、結果を得る」という成功体験を重ね、常に楽しい気持ちでいることは、消化力の観点から見ても大切なことなのです。

10万円を落として「感謝できる人」「悲観する人」

もし、10万円を落としてしまったとしたら。

「いい厄払いになった！」と「感謝できる人」と、「もったいない！」と「悲観する人」の二通りに分かれます（世の中には10万円を落としても、さして痛くはない人もいるかもしれませんが、ここでは「その人にとっての痛みが起こったときのこと」として考えてください）。

このように、人はそれぞれそのときの状況や価値観によって、物事の捉え方（認知）が異なります。しかし、その捉え方は変えること（認知の変容）ができます。

一つの捉え方しかできず、苦しんでいる人に、さまざまな見方を提示し、認知の変容を促すことを「認知療法」と呼びます。

たとえば、10万円を落としたたことのショックで、仕事も何も手に付かなくなっている人がいたとしましょう。「〝ムダ〟ではなく、いい〝厄払い〟と捉えてみては?」と提案して、心を楽にさせていくという作業です。

これは心理療法の一つです。またNLP(神経言語プログラミング)では「リフレーミング」と呼ばれている手法です。

普通の暮らしに誰でも取り入れることができる、心を楽にする技術でもあります。

もし、困ったことが起こったら、心の中で「認知の変容」を試してみてください。

そうすればストレスを減らすことができ、消化力もキープできます。

かのシェイクスピアも、こんな言葉を残していますよ。

「いいも悪いも本人の考え方次第」(ハムレット)

「いいは悪いで悪いはいい」(マクベス)

「できないこと」をムリすると、消化力が落ちる！

私は過去に11年間、国立の最重度知的障害児施設に勤めていたことがあります。欧米の児童福祉施設を見て回ったこともあります。「日本の施設は欧米に数十年遅れている」と感じましたが、さらに問題だと思うことがあります。それは、発達障害（自閉症、アスペルガー症候群、学習障害、注意欠陥多動性障害〔ＡＤＨＤ〕）を抱える子どもたちへの、療育や教育に対する基本的な方針です。

平たく言うと、欧米の考え方は「苦手なことはさておき、得意なことをより伸ばそう」。日本の考え方は「得意なことはさておき、能力を平均的に伸ばそう」。

欧米では発達障害の人のための学校があり、一種の天才教育が行われています。ソーシャルスキルさえ身に付ければ、コンピューターの研究者など一流の専門家になれるのです。発達障害の人は「できること」と「できないこと」の差が激しいため、オールラウンド型の教育ではなく、突出したことをより伸ばしたほうがよいのです。日本のように、あらゆる能力を平均化して伸ばそうとすると、本人も苦しく、せっかく授かった「突出した能力」を活かせないことになります。

この話を消化力に当てはめてみましょう。もしあなたに「苦手なこと」と「得意なこと（何時間でも没頭できること）」があるとしたら。**「苦手なことを引き上げる」のではなく、「得意なことを伸ばす」方向に尽力してほしい**と思います。それがあなたの才能を活かし、生きる自信と消化力を高めていくコツになります。

苦手なことでストレスを感じると交感神経が優位になり、消化力はダウン。「攻撃分子」である白血球の顆粒球が増え、自分自身を攻撃し始めるようになります。

消化力アップで、引きこもりを脱却した青年の話

「自分が必要とされている」という自己重要感が、消化力を高めてくれるということは、何度か見てきました（27ページ参照）。ここでは、実際にあった感動的なエピソードをご紹介したいと思います。「情報の消化力が上がった」という実例です。

ある女性の患者さんから、17歳の息子・T君について相談されたことがあります。T君は引きこもりでした。私はT君を直接診たいと伝えましたが、「電車ではとても通えない」とのこと。そこで、彼と電話で長い会話を、数回重ねました。

あるとき、T君に変化が起こりました。彼が「コンビニでアルバイトを始めた」

というのです。動機は「ゲームが好きだから、ゲームソフトをもっと買いたくて」というものでした。数週間後、さらに驚くようなT君の発言がありました。

「最近、ゲームがつまらないのです。ゲームのソフトを買うためにアルバイトを始めたのに、ゲームが楽しめなくなりました。僕は、どうすればよいのでしょう？」

私は、彼にこう説明しました。

「あなたは働くことで、バイト先の店長やオーナーに認められるようになった。ゲームではなく、人のお役に立つことで、満足感を得られるようになった。だから、ゲームがつまらなく感じるようになったのだよ」

T君は困惑していましたが、彼が大きな成長を遂げたことは確かです。

このように**心の病も、受け取る情報次第で改善します**。ゲームの画面から「デジタルな情報」ばかりを得ていたT君は、**「職場のリアルな情報」を受け取るようにしたことで、自己重要感も消化力も高まり、生きる姿勢が激変した**のです。

消化力を上げると、最高の死に方を迎えられる

消化力を上げて、よりよい人生を送ろうとするとき。逆説的ではありますが、人生の期限としての「死」を想定し、今の自分を加速させたり、頑張らせることは、有意義です。**消化力を高めるための死生観**について、考えてみましょう。

私たちは誰しも致死率１００％、残り時間に差こそあれ、いずれは死ぬ運命です。大きく見ると、ある意味「死んでいる最中」とも言えます。

しかし、消化力が低下していると、よりよい状態で死んでいくのは難しいもの。安らかな死であればともかく、「大病にかかって、苦しい治療を受け続けながら

長生きする」なんて、できれば勘弁願いたいところです。

ポジティブな意味で「よりよく死ぬこと」を、常に念頭に置きたいものですね。

西欧では古くから、「ドクロ」の意匠が紋章などに取り入れられてきましたが、それは「死を忘れるな」という深遠な意味を込めてのことでした。

現代日本でも若い世代を中心に、ドクロのモチーフは人気です。しかし、それらは表層的なファッションにすぎず、深いメッセージはないように感じます。

「メメント・モリ（memento mori／「死を忘れるな」の意）」というラテン語の警句をご存じの方は多いことでしょう。古代ローマでは、戦いに勝った将軍が凱旋《がいせん》パレードのときに、自ら思い上がらないように従者にこの言葉を耳元でささやかせたと言われます。

現代に生きる私たちも、この言葉をいわば気つけ薬のように覚えておきませんか。怠けたくなったときも、正しい生活習慣に軌道修正ができるはずです。

第5章

その人間関係が、あなたの消化力をむしばんでいる！

モテない人は、やっぱり消化力が落ちていた！

モテたいのに、モテない。そんなお悩みも、消化力を上げれば解決します。
一言で言うと、モテたいのにモテない人は、相手の自己重要感（41ページ参照）を満たしていないから。つまり相手に「自分が必要である」と感じさせていないからモテないのです。

相手の「自己重要感を満たす」とは、単に「おだてる」こととは、異なります。
相手に「生きる意味」を気付かせてあげたり、感じさせてあげるということです。
これは、相手の立場に立って真剣に考えないと難しいものです。

さほど魅力的に見えないのに、なぜか異性にモテている人がいませんか（笑）。そういう人は、相手の自己重要感を満たすことの大切さを本能的に知っていて、上手に満たしてあげているのかもしれません。

具体的なアプローチとしては、まず「相手に感謝をする」ということが有効です。**「ありがとう」と言われた相手は、「私は生きている意味がある」「役に立てたのだな」と感じることができ、それがあなたへの好意となります。**この方法は恋愛に限らず、家庭や職場での人間関係にも応用できるので覚えておいてください。つまり、**「ありがとう」は、相手との心の距離を縮めてくれる魔法の言葉。**あらゆる人間関係の潤滑油になります。

しかし消化力が落ちている状態では、「ありがとう」と言う心遣いさえ、なかなか難しいものです（離婚間近の夫婦間では、「ありがとう」という言葉は、聞かれないことが多いようです）。まずは消化力を正常に保ちましょう。

グチっぽい人は、あなたの消化力をダウンさせる伏兵！

後ろ向きで悪口が多い人とのつきあい方について、考えていきましょう。ここでは、そのような人を「グチっぽい人」と総称することにします。

世の中には「グチを言うとスッキリする」という方もいらっしゃいます。それだけ「ストレスがたまっている状態」ということでしょうから、「お気の毒」という見方もできなくはありませんが……。私は**「グチ＝公害」**くらいに悪影響があると捉えています。**ネガティブな言葉は、口にした本人はもとより、耳にした周囲の人間の潜在意識にも、非常にダメージを与える**からです。

あなた自身がせっかくグチと無縁であったとしても、グチっぽい人がそばにいれば「汚い言葉」を外から取り入れてしまうことになります。

他人の性格や性癖を変えることはできません。それならせめて、**グチっぽい人とは別れるか、距離を置く時間を長くしましょう。**

たとえば、親戚との旅行でグチっぽい人との同行が決まっていて「気が重たいなあ」と感じたら。旅行に行くことを断ると角が立つでしょうから、「往復の移動」は共にせず、せめて「現地集合」にするなどです。

問題は、仕事関係の場合です。同僚や上司や取引先などは、選ぶことができません。たとえば給湯室でグチ大会が始まってしまったら、業務を理由にその場を去るのがベストです。さらに言えば、多くのグチっぽい人がひしめいている居酒屋があったら要注意です。「君子危うきに近寄らず」という言葉もあるほど。このような場から遠ざかることが、あなたの消化力を守ることになります。

相手の言動に一喜一憂するのは、感情のムダづかい

人間関係において、ストレスが生じるのはある意味仕方がないことです。ここからは、ストレスを減らし、消化力を保つ方法について見ていきます。

ストレスが起こる原因の一つに「感情の乱高下《らんこうげ》」があります。

「乱高下」とは、もとは株の専門用語ですが「短期間に、激しく動くこと」を意味します。どんなことでも、乱高下はよくありません。たとえば……。

金融において、株や為替の乱高下は、実体経済に影響を与えるので決して望ましくはないものです。

健康において、血圧、血糖値などの急激な乱高下は危険です。ときに致死的なトラブルを招くことさえあります。

そして、心においても当然、感情の乱高下は「ご法度」です。感情の動き過ぎは、裏を返せば「ストレスを受けている証拠」とも言えます。**感情はムダに動かさないほうが、消化力は保てます**。特に避けたいのは、マイナスの方向への感情の変化。

しかしこれは自分の訓練次第で、コントロールできることです。

戦後の日本を代表する詩人・故茨木のり子さんに、こんな詩の一節があります。

「自分の感受性くらい
自分で守れ
ばかものよ」

この詩はテレビドラマ「3年B組金八先生」でも取り上げられました。

「ばかものよ」という一見厳しい言葉にも、どこか温かさを感じませんか。

「人への期待」がストレスのもと

ストレスを感じなくなる奥義をお伝えしましょう。それは「他人に期待をしないこと」です。これは本当に、気持ちが楽になりますよ。

不満や怒り、心配などの負の感情は、他人への期待から生まれていることが多いものです。たとえば、安価な飲食チェーン店で、テーブルにコップを「ドン！」と置かれても、何とも思わないことでしょう。イラッとくる人もいるかもしれませんが、価格を考えれば、文句を言う気持ちにはならないはずです。しかし高級レストランでそんな接客をされたら、「この店はどうなっているんだ!?」と感じるのが人情でしょう。それは「高級レストラン」に期待をしているからです。

では、どのようにすれば期待を消せるのか。例を挙げてみましょう。

どんなに手の込んだ料理にも、ほめ言葉一つないご主人がいたとしたら。「なぜほめてくれないの？」となじるのではなく「この人は気が利かない人だから、『おいしい』と思っても、ほめ言葉なんて言えないのよ」と捉えてみる。

混雑した駅のホームでぶつかってくる通勤客がいたとしたら。文句を言うのではなく、「きっと急いでいるのだろう」と見方を変えてみる。

このように**他人への期待を止めることで、ストレスは激減。**消化力は正常に保てます。さらに言えば**「自分自身への期待」も手放すと、楽になりますよ。**

古代ローマの哲学者・セネカはこんな名言を残しています。

「生きることの最大の障害は、期待を持つということである。それは明日に依存して、今日を失うことである」

〝ブラック〟な働き方を、〝ホワイト〟へ転換する方法

過酷で理不尽な仕事や、過度な緊張を強いられる人間関係は、確実に人の心をむしばみ、消化力を下げます。私の場合、そのようなお悩みを持つ患者さんには、転職をおすすめすることもあります。しかし、なかなかそれも難しいもの。

ここでは、「逃げられない職場でのサバイバル心理術」を考えてみましょう。

そりの合わない上司や先輩などと、うまくやっていくには**「相手に期待をせずに、相手の自己重要感を高めること」**に尽きます。具体的には、相手に何かを質問したり、アドバイスを求めて「教えてもらう」のです（答えがわかっている場合でもか

まいません)。「他人に教える」という行為は、精神的に優位に立てることなので、非常に気持ちがよく、相手の自己重要感が満たされ、関係性が深まります。

また「認知の変容」(132ページ参照・ものの見方を変えること)を行うことも大切です。過酷な体験は、自分を鍛えるチャンスの宝庫とも捉えられます。

不幸と思える渦中のときほど、自分自身を客観的に見ることが必要です。俯瞰《ふかん》して見ると、**不幸の期間は長い人生のごく一部でしかなく、そのあとに成長した自分が待っているかもしれないから**です。このように物事を俯瞰的に捉えることによる認知の変化を「オーバービュー・エフェクト(概観効果)」と呼ぶそうです。

地球を宇宙から眺めたことのある宇宙飛行士たちは、名言を残しています。

「国境という線は見えなかった」「人と人との争いごとが、ちっぽけに思える」

これぐらいの認知の変容を起せば、大きいと思われたトラブルも、ささやかな出来事に思えてくるもの。**消化力を保つためには、状況を俯瞰してみましょう。**

第6章
消化力を上げれば、人生の夢も叶えられる

消化力を高めて、自分の人生の「社長」になろう

私たちは皆、夢を叶えるために生まれてきたはずです。
最後の章では、消化力を高めて、夢を叶えていく方法についてお話しします。

世界的な大ベストセラー『7つの習慣』（スティーブン・R・コヴィー著）で紹介されている時間管理のマトリックスをご紹介しましょう。縦軸に重要性、横軸に緊急性をとり、4つの領域にタスクを分類する考え方です（156ページの図参照）。

第Ⅰ領域…緊急かつ重要な領域／**第Ⅱ領域**…緊急ではないが重要な領域
第Ⅲ領域…緊急だが重要でない領域／**第Ⅳ領域**…緊急でも重要でもない領域

たいていの人が、こなすべきルーティンの仕事（第Ⅰ、第Ⅲ、第Ⅳの領域のこと）に追われています。そして、「第Ⅱ領域」まで、手が回らない。しかし**第Ⅱ領域にどれだけ時間を割くかが、将来の自分を左右します**（40ページ参照）。

たとえば、会社を定年退職した場合。会社の看板だけで仕事をしてきた人は、老後にやることがなくなります。急に資格を取ったり、起業しても、成功させるのは難しいもの。消化力を高めて第Ⅱ領域に費やすエネルギーと時間を増やし、自分で決裁を下していきましょう。つまり、みなが自分の「社長」になるべきです。他人に考えることを任せっきりの「会長」に退いてしまってはいけません。

そのためには、「ＰＤＣＡ」のサイクルを自分で回していくことです。ＰＤＣＡとは、Ｐｌａｎ（計画）・Ｄｏ（実行）・Ｃｈｅｃｋ（点検・評価）・Ａｃｔ（改善・処置）の頭文字を取ったもの。**「夢に向かって計画を実行し、評価して、改善する」というサイクルを、コツコツと積み重ねていくことが大事**です。

緊急でない

II

・準備　・予防　・計画
・人間関係づくり
・健康づくり
・真のレクリエーション
・価値観の明確化

IV

・見せかけの仕事、些細な事柄
・無意味な郵便、Ｅメール
・ＴＶの見すぎ、インターネットのやりすぎ、息抜きのしすぎ
・時間のムダづかい

〈重要軸と緊急軸のマトリックス〉

緊急

重要

Ⅰ

・危機、災害
・せっぱ詰まった問題
・締切があるプロジェクト
・ミーティングや報告
・クレームの処理

重要でない

Ⅲ

・不必要な中断
・不必要な報告書
・重要でないミーティング
・他人のささいな問題

目が「キラキラ輝いている人」「死んでいる人」の違いとは？

消化力を上げるために、お伝えしたいことがあります。少し抽象的になりますが、「外に目を向けよう」ということ。なぜなら、「その人が知っている外界の広さ」と、「その人の心の広さ」は、ほぼ比例すると言えるからです。特に若い人たちには、**「社会」や「世界」にもっと目を向けてほしい**と思います。

私は海外に行く機会が多く、ひょんなことから要人にお目にかかる機会に恵まれることも少なくありません。多くの要人には共通点があります。それは、「消化力が高い」という印象が強いことです。たとえば２０００年代に、かのゴルバチョフ元ソ連大統領にお目にかかったことがあるのですが、目がキラキラと輝いていました。当時「財団をうまく運営し、若手の議員を育て、新しい政治家を輩出するのが夢である」と伺い、さらに驚きました。歴史を動かした人が、その後も新たな夢に向かって努力している。それも高い消化力のなせるワザでしょう。

また「リア充」という言葉があります。現実生活が充実している人に対し、揶揄《やゆ》的に使われる単語のようです。けれども、この言葉を他人を批判するためだけに使うなんてもったいない！

「自分の人生を、リア充なものにしていこう」

このように、よい意味で使っていきませんか。そしてどんどん外へ出ていきましょう。**人は何歳からでも消化力次第で、高い目標を持つことができます。**

「理想主義者」などと笑う人もいるかもしれませんね。しかしこれは、多くの患者さんたちが治療を通して私に教えてくれた、忘れがたい教訓なのです。

「ロールスロイスで、ラーメンを食べに行くのが日課」という人は幸せか？

「仕事を通して夢を叶えたい」という人も多いことでしょう。ここでは、よりよい働き方について考えてみましょう。自分の仕事に誇りを持って働いている人は、幸せです。そのような人は自己重要感が高く、消化力も高く保たれます。

私は若い頃、思うところあって日雇いの肉体労働に数カ月間、従事していたことがあります。地下鉄の駅の建設現場で、セメントを固める基礎工事に携わっていました。「30ｍ上からセメントが降ってくる」という状況で作業をしていたときのこと。うっかりセメントをかぶりそうになった作業員を、親方が突き飛ばし、身代わりになったという出来事がありました。親方は、同性の目から見てもほれぼれするような、プロ意識の塊のような人でした。そこで私は、以下のことを学んだのです。仕事とは、「どんな職業か」が問題なのではありません。**「どんな態度で仕事に取り組んでいるか」が問題で、その態度が消化力を左右する**のです。

たとえば、多大な報酬を得ていても「誰かのお役に立っている」と実感できない場合、消化力は高まりにくいものです。ある富豪から「ヒマだから、ロールスロイスに乗ってラーメンを食べに行くのが日課」という話を聞いたことがあります。しかし残念ながら、その富豪は、お世辞にも楽しそうには見えませんでした。

自分の好きな仕事に携わっていても、「目先の仕事に追われてアップアップ……」という人には、エールを送りたいと思います。ルーティンの仕事に疲れたときには**「これをこなすことで夢に近付く」**と「認知の変容」を起してみてください。苦しさは緩和され、喜びに変わるはずです。

何事も、「溜めないこと」が大事

「消化力を損なわない」という観点から見ると、ストレスのもとを「溜めない」ことはとても大切です。ここでは「溜めない」技術について見ていきます。

かの堀江貴文さんが、さまざまなテクニックを駆使して1日5千通のメールを処理されていたことは有名です。受信トレイが「ゼロ」になる気持ちよさは、皆さんにきっと共感いただけることでしょう。

反対に受信トレイに溜まりに溜まったメールを見ると、ストレスは増え、消化力は下がります。できれば早く処理したいもの。素早い返信は、相手の自己重要感を高めるというメリットもあります。

あなたが過ごす自宅や職場の環境にも、メールと同じことが言えます。**処理すべきものやゴミの量が、そのままストレスの量**になります。

とはいえ、片付けられないときは、「視覚的な片付け」だけでもかまいません。たとえば乱雑な部分を布で覆ったり、あふれているものを一時的に戸棚の中に押し込めて見えなくするだけでも有効です。**環境が散らかっていると、視覚に入る情報が過剰になり、心身を疲れさせてしまいます。**情報の消化力も格段に落ちる、というわけです。つまり「片付けられない期間＝ストレスを受ける期間＝消化力が下がる期間」となってしまうのです。恐ろしいことですね。

もっとも「消化力が下がった状態だから、メール処理や、片付けができない事態に陥っている」とも言えます。そうなると、「ニワトリが先か卵が先か」という話になってきます。平素から消化力を落とさないようにしたいものです。

潜在意識を使えば、どんな夢も叶えられる

夢の実現と、潜在意識は切っても切れない関係にあります。潜在意識を少し「いじる」だけで、たいていの望みは叶います。その方法を伝授しましょう。

先の項目では「片付けができない」という状態を例にお話ししましたが、こういった問題を解決するのに「もってこい」なのが潜在意識への「刷《す》り込み」です。部屋を片付けないことによる「痛み（不快）」と、片づけることによる「心地よさ（快）」の情報を自分の頭に叩き込めばよいのです。たとえば次の要領です。

・**「痛み」の情報……**「部屋を片付けないと、ホコリが溜まって病気を招く」
・**「心地よさ」の情報……**「部屋を片付けると、仕事が飛躍的にはかどる」

人は、できるだけ痛みを避ける傾向があるので、「痛み」に関する強い情報を、何度も刷り込むことです。ＣＤなど視聴覚に訴えるツールの活用も有効です。

余談ですが私の場合、昔は自分を「掃除好き」と捉えていました。実際、掃除を始めるとワックスがけまでするほど、徹底していたこともあります。しかし今はなぜか、掃除となると腰が重くなります。これは「片付けなくても、さほど困らない」と心のどこかでたかをくっているせいかもしれません（笑）。

潜在意識が活用されている分野としては、特にスポーツがあります。たとえば駒大苫小牧野球部の場合。「ＮＯ．１《ナンバーワン》理論」で知られる西田文郎さんの教えを受けたコーチが野球部に着任し、チームを優勝に導いたという事実は有名です。

ただし**消化力が低いと**、**潜在意識へのアプローチは困難**になります。夢を叶えるには、まず消化力を上げてから、潜在意識にどんどん働きかけることです。

恥ずかしいくらいのビッグタイトルを自分に授けよう

夢の実現のためにはどうすればよいのか。消化力の正常化や、潜在意識への働きかけの大切さを、これまで見てきました。潜在意識を「オン」にするスイッチとして、「夢を体現するようなタイトルを、自分に付ける」という方法があります。

私は駆け出しの研修医だった頃、自分に「スーパー・アーティスティック（芸術的な）・サイキアトリスト（精神科医）」というビッグタイトルを冠していました。そして「実際にそんな存在なら、どうするか？」という観点に従って行動していました。これは大真面目な話です（笑）。

精神科医とは、**人をただ「治す」のではなく、より高い方へ人を「変える」のを手伝う仕事**と捉えていました。それは「アート」に近いのではないかと感じ、「精神科医」という肩書きに「アーティスティック」と加えたわけです。これほど立派な称号を自分に与えてしまうと、たいていの困難は耐えられるし、トラブルにも動じなくなる。忙しくても「夢に近付いている」と捉えられるし、仕事の質も上がります。

他人に公言することはありません、思いっきり立派で素敵な自分のタイトルを考えて、自分自身に授けましょう。**誰かから「拝名」することを待っていては、一生が終わってしまいます。**自分の夢を、タイトルに込めるのです。

多くの芸能スターのマネジャーを経験してきた人に聞くと、「タレントさんは、売れた途端に顔つきまで変わってくる」そうです。スターになると人は変わる、つまり、立場が人を作るのです。「ビッグタイトルなんて、考えられないよ」という人もいるかもしれませんが、素直に、楽しみながら試してみてください。

「右から左へ受け流せる人」ほど、夢を叶えられる！

夢を叶えるためには、「受け取りたくない情報」をうまくスルーする力も必要です。「受動的注意集中」（95ページ参照）の考え方を、応用してください。「自分の身に起きていることを、他人事として少し離れて見て、無駄に感情を動かさない」といった姿勢です。それが、ストレスを避け、消化力を守ってくれます。

お笑い芸人・ムーディ勝山さんの「右から来たものを左へ受け流すの歌」をご存じでしょうか。受動的注意集中の姿勢と、この歌のメッセージには、どこか通じるものがあるように思います。

私はあるセミナーの海外ツアーで、ロシアの特殊部隊「スペツナズ」の訓練を視察する機会に恵まれたことがあります。彼らは、敵に捕まって拷問されたときに秘密を明かさないよう、さまざまな心理訓練を受けています。そのときに活用されているのが受動的注意集中の考え方です。彼らはどんな肉体的な苦痛を強いられても、「自分は今、違うところにいる」と思うそうです。すると、痛くもかゆくもないのだとか。さらには、鉄串が体に刺さっても「細胞と細胞の間を鉄串がすり抜けた」と認識すると、血さえ出ないのです！　**「痛みを直接受け取らない」**という訓練が、絶体絶命の状況からも身を守ってくれるというわけです。

それに比べれば、職場の口うるさい上役なんてかわいいもの。命に別状はないのですから、お小言が「虫の鳴き声」くらいにきこえてきませんか？　「叱ってくれてありがとう」という認知の変容が起こるようになれば、しめたものです。

「受け取りたくない情報」は右から左へ受け流して、消化力を守りましょう。

朝の集中タイムを、午後以降も持続させるコツ

バブル全盛期には「24時間戦えますか?」という栄養ドリンクの宣伝コピーが流行しました。「24時間は無理でも、せめて朝の集中力が午後も持続すれば……」と願う人は、少なくありません。

ここでは、夢の実現のために、効率よく集中して活動するコツを見ていきます。

まず、よくある誤解から解いていきましょう。

「昼食後は集中力が低下する」、そう思い込んでいる人は多いものです。

食後に眠くなるのは、麺類や丼物などの糖質を摂った人だけです。**眠気の原因は、**

ズバリ糖質にあります。糖質を摂ると、脳内の神経伝達物質「ドーパミン」の分泌量が低下します。ドーパミンとは、やる気や元気、適度な緊張感などをもたらし、頭をスッキリさせてくれる物質です。それが糖質のおかげで低下するのですから、当然眠くなり、やる気も低下するというわけです。

すでに、ある進学校では断糖の効果に注目しているそうです。午後の授業で居眠りする生徒が激減するという効果が認められているのだとか。「まだまだ集中しなければいけない」というときこそ、断糖して消化力を上げておきましょう。

脳科学的に集中するコツもお伝えしましょう。脳には「作業興奮」という仕組みが備わっています。「最初、やりたくなくても、作業に取り組むうちに面白くなる」という不思議なメカニズムがあるのです。だから、**やる気がしなくても、とにかく簡単な作業からでよいので動くことが大事。**しばらく動いている内に不思議にやる気が湧いてきます。

「見た目」「言葉」を制すれば、夢も実現する

夢を叶えるためには、その夢にふさわしいファッションや言動を心がけることが大事です。しかし悲しいかな、**情報の消化力が下がっていると、自分を客観的に捉えられなくなり、ちぐはぐで滑稽な姿を人目にさらすことになりかねません。**

ある中高年男性Oさんが、ファッションアドバイザーの手によって変身させられた姿を目撃したことがあります。Oさんは、七三分けという普段のヘアスタイルのまま、アドバイスされた通りに、若者に人気の高級ブランドで全身を固めて街を歩いていたのです。それはおしゃれの「実例」とはほど遠いものでした。

察するに、Oさんは「ちょい悪オヤジ」路線を目指していたのだと思います。

そして他人にアドバイスを求めた。しかし自分に合っているのかも考えず、アレンジもせずに全面的に受け入れた。それはある種の「思考停止」です。Oさんには

Oさんらしい、素敵な「ちょい悪ファッション」があったはずなのです。

会話も、目的を意識すべきです。**相手にどういう印象を持たれたいのか、相手にどう変化してほしいのか考えましょう。**あたかも脊髄《せきずい》反射のように、言葉を吟味せず返している人が多すぎる。それは残念な「機会損失」にほかなりません。

「消化力を上げて、自分の頭で考えよう」

これが、最後にお伝えしたいメッセージです。消化力を上げないことには、健康になるどころか頭も回らず、他人に付和雷同する人生で終わってしまいます。

さあ、あなたの夢は何ですか？

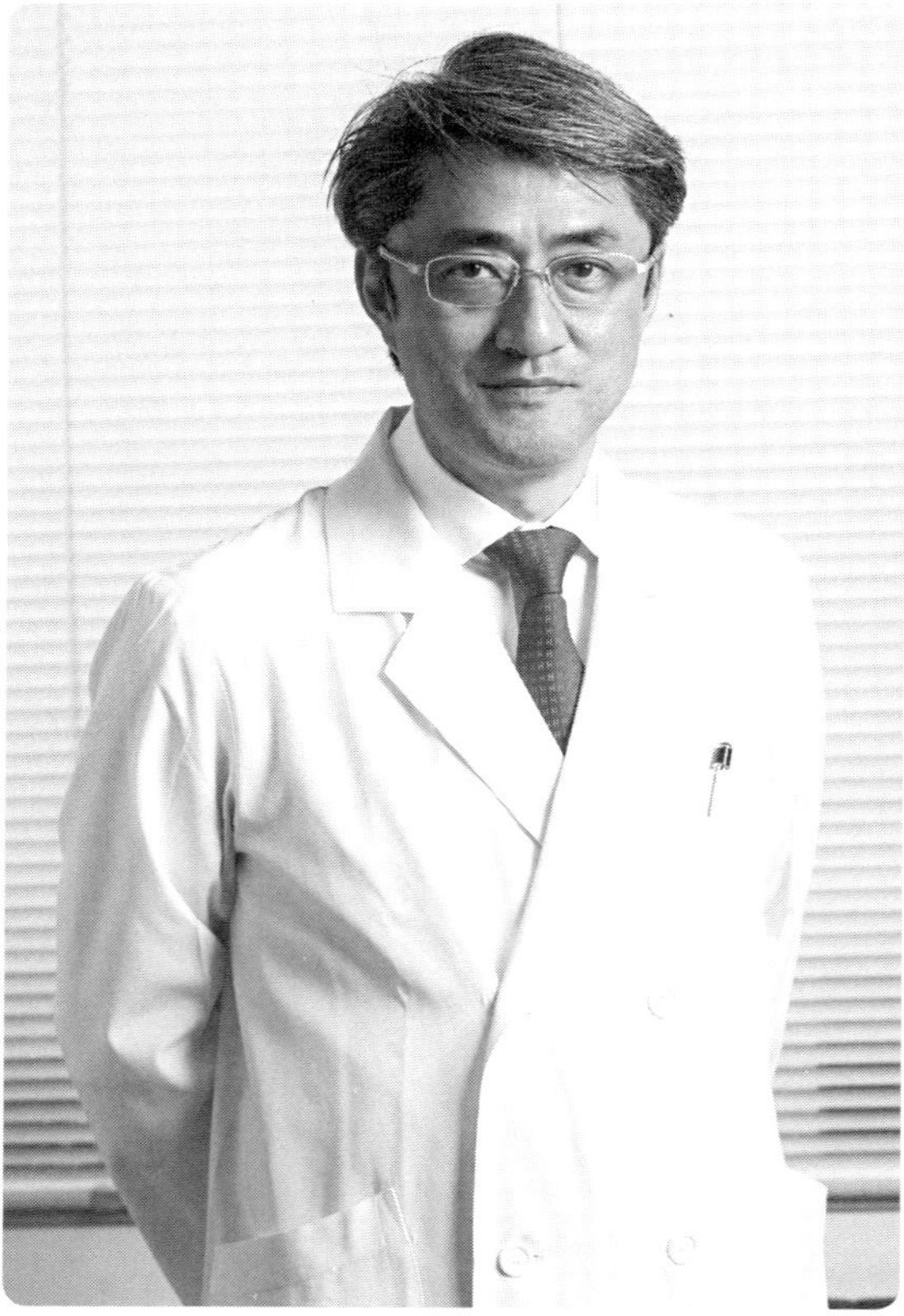

西脇俊二

（にしわき　しゅんじ）

ハタイクリニック院長
弘前大学医学部卒表

1991年～1996年	国立国際医療センター精神科
1996年～2007年	国立秩父学園医務課医長
1992年～2007年	国立精神・神経センター精神保健研究所研究員
2007年～	大石記念病院（足立区）
2008年～	皆藤病院（宇都宮）
	金沢大学薬学部非常勤講師
2009年～	ハタイクリニック院長（目黒区）
2010年～	European University Viadrina非常勤講師
1997年4月～2007年3月	厚生労働科学研究費補助金
	（障害保健福祉総合研究事業）分担研究者

〈テレビドラマ監修〉

2006年10月～12月放送	「僕の歩く道」（主演　草彅 剛）
2007年6月放送	「パパの涙で子は育つ」（主演　江口洋介、薬師丸ひろ子）
2007年12月放送	「半落ち」（主演　椎名桔平、風吹ジュン）
2007年3月放送	「相棒」（主演　水谷豊）
2010年10月～12月放送	「フリーター、家を買う。」（主演　二宮和也）
2012年4月～6月放送	「ATARU」（主演　中居正広）

〈資格等〉

精神科医師、精神保健指定医、認定産業医、日本精神神経学会認定専門医、金沢大学薬学部非常勤講師、European University Viadrina非常勤講師（ドイツ）、日本アーユルヴェーダ学会上級教師、日本アーユルヴェーダスクール・ライフスタイルカウンセラー、キレーション療法認定医、超高濃度ビタミンC点滴療法認定医

主な著書として『断糖のすすめ』（ワニブックス）など
http://dr-nishiwaki.com

免疫力《めんえきりょく》UP、自律神経《じりつしんけい》を整《ととの》える、基礎代謝《きそたいしゃ》が高《たか》まる！

「消化力《しょうかりょく》」

著者――――西脇俊二

2015年2月10日　初版発行

デザイン　長井究衡
構成　山守麻衣
制作　金成泰宏（株式会社マスターマインド）
撮影　鈴木克典
イラスト　関根庸子／SUGAR
校正　玄冬書林
編集　内田克弥（ワニブックス）

発行者　横内正昭
編集人　青柳有紀
発行所　株式会社 ワニブックス
〒150-8482
東京都渋谷区恵比寿4-4-9えびす大黒ビル
電話　03-5449-2711（代表）
03-5449-2716（編集部）
ワニブックスHP　http://www.wani.co.jp
印刷所　株式会社 光邦
ＤＴＰ　株式会社 三協美術
製本所　ナショナル製本

　ISBN 978-4-8470-9310-4